# DUKAN-DIÄT 2024

120 Rezepte Der komplette Leitfaden zu den vier Phasen, ein Moderner Ansatz und das Geheimnis zum Abnehmen ohne Aufgeben

## TERY LONG

# HAFTUNGSAUSSCHLUSS

Bitte beachten Sie, dass der Inhalt dieses Buches auf persönlichen Erfahrungen und verschiedenen Informationsquellen basiert. Dieses Buch soll nützliches und informatives Material zu den in der Veröffentlichung behandelten Themen bereitstellen. Der Verkauf erfolgt unter der Voraussetzung, dass der Autor und der Herausgeber keine persönlichen medizinischen, gesundheitlichen oder anderen professionellen Dienstleistungen im Zusammenhang mit dem Buch erbringen. Der Leser sollte seinen Arzt, Gesundheitsdienstleister oder eine andere kompetente Fachkraft konsultieren, bevor er Vorschläge aus diesem Buch übernimmt oder Schlussfolgerungen zieht. Der Autor und der Herausgeber lehnen ausdrücklich jegliche Verantwortung für jegliche Haftung, Verluste oder Risiken persönlicher oder sonstiger Art ab, die sich direkt oder indirekt aus der Nutzung und Anwendung der Inhalte dieses Buches ergeben.

# NOTIZ

Wenn wir im Kontext dieses Buches von „einer Tasse" als Maßeinheit für Zutaten sprechen, meinen wir die Verwendung einer normalen Küchentasse mit einem Fassungsvermögen von etwa 2 Millilitern. Um die richtigen Mengen an Zutaten zu erhalten, ist es wichtig, einen Messbecher zu verwenden. Wenn Sie keinen Messbecher haben, können Sie einen Messbecher mit Skala verwenden und dabei darauf achten, dass die angegebenen Proportionen korrekt eingehalten werden. Hier sind einige Beispiele: 1 Tasse Mehl 100 gr. 1 Tasse Reis 200 gr. 1 Tasse Quinoa 200 g. Es wird empfohlen, die trockenen Zutaten in der Tasse mit einem Spatel oder einer Messerklinge auszugleichen, um eine genaue Messung zu erhalten. Bei flüssigen Zutaten empfiehlt es sich, den Becher bis zum Rand zu füllen, ohne zu quetschen oder Lücken zu hinterlassen.

# REZEPTE FÜR VORSPEISEN

# ANGRIFFSPHASE

# STABILISIERUNGSPHASE

# REZEPTE ERSTEN GÄNGE

# ANGRIFFSPHASE

# KREUZFAHRTPHASE

# KONSOLIDIERUNGSPHASE



# STABILISIERUNGSPHASE

# REZEPTE ZWEITEN GÄNGE

# ANGRIFFSPHASE

# KREUZFAHRTPHASE

# KONSOLIDIERUNGSPHASE

# NEBENREZEPTE

## ANGRIFFSPHASE



## KREUZFAHRTPHASE



## KONSOLIDIERUNGSPHASE

**297 GEBACKENE SÜSSKARTOFFELN MIT ROSMARIN UND KNOBLAUCH**

**299 ZUCUCHFLAN MIT RICOTTA UND EIER**

# STABILISIERUNGSPHASE

**301 GANZES COUSCOUS MIT GEGRILLTEM GEMÜSE UND FRISCHER MINZE**

**303 GEBACKENE KARTOFFELN MIT ROSMARIN UND KNOBLAUCH**

**305 GEMISCHTES GEMÜSEOMELETT MIT SPINAT, TOMATEN UND ZUCCHINI**

# EINFÜHRUNG DUKAN-DIÄT

Die Dukan-Diät ist eine proteinreiche Diät, die eine schnelle Gewichtsabnahme und den Abbau überschüssiger Kilos fördert. Willkommen bei der Dukan-Diät 2024, einem aktualisierten und umfassenden Leitfaden zum Erreichen Ihrer Gewichtsabnahme- und Gesundheitsziele durch einen wissenschaftlich erprobten und nachhaltigen Ansatz. Die 1972 von Dr. Pierre Dukan gegründete Dukan-Diät erfreut sich aufgrund ihrer Wirksamkeit bei der Gewichtsabnahme ohne Einbußen bei Gesundheit oder Ernährungszufriedenheit weltweit großer Beliebtheit. Im Laufe der Jahre wurde die Dukan-Diät kontinuierlich erforscht und weiterentwickelt und an die Bedürfnisse und neuesten wissenschaftlichen Erkenntnisse im Bereich Ernährung und Gesundheit angepasst. In dieser Ausgabe 2024 werden wir die Grundprinzipien der Dukan-Diät, ihre vier charakteristischen Phasen und Strategien für langfristigen Erfolg untersuchen.

Durch die Balance zwischen magerem Eiweiß, Gemüse und dem schrittweisen Nachschub anderer Nahrungsmittel fördert die Dukan-Diät nicht nur die Gewichtsabnahme, sondern auch den Aufbau gesunder und nachhaltiger Essgewohnheiten. Jede Phase des Programms ist darauf ausgelegt, einen schrittweisen, kontrollierten Fortschritt zu ermöglichen, der es Ihrem Körper ermöglicht, sich anzupassen und dauerhafte Ergebnisse zu erzielen. In diesem Buch werden wir jeden Aspekt der Dukan-Diät 2024 im Detail untersuchen und praktische Ratschläge und Tipps für den Erfolg geben Erfahrungsberichte von denen, die diesen Ansatz angenommen und ihr Leben verändert haben. Mit der Dukan-Diät lernen Sie, kluge Entscheidungen zu treffen, köstliche, nahrhafte Mahlzeiten zu genießen und eine optimale Fitness zu erreichen, ohne Ihre Gesundheit zu gefährden. Wir hoffen, dass dieses Buch eine wertvolle Ressource für diejenigen sein wird, die ihren Körper und ihr Leben durch die Dukan-Diät verändern möchten.

# GESCHICHTE UND PHILOSOPHIE DER DUKAN-DIÄT

Die Dukan-Diät ist eine proteinreiche, kohlenhydratarme Diät, die vom französischen Ernährungswissenschaftler Dr. Pierre Dukan entwickelt wurde. Seine Philosophie basiert auf der Idee, dass der Verzehr einer hohen Proteinmenge und die Reduzierung von Kohlenhydraten den Gewichtsverlust schnell und nachhaltig fördern können. Ursprünge der Dukan-Diät Die Dukan-Diät hat ihre Wurzeln in den 1970er Jahren, als Dr. Pierre Dukan als Allgemeinarzt in Frankreich arbeitete. Eines Tages äußerte ein übergewichtiger Patient den Wunsch, Gewicht zu verlieren, ohne auf Fleisch verzichten zu müssen. Dies veranlasste Dukan, über die Idee einer Diät nachzudenken, die den Verzehr proteinhaltiger Lebensmittel ermöglicht und gleichzeitig Kohlenhydrate und Fette begrenzt. Nachdem er seinen Ansatz erfolgreich an mehreren Patienten getestet hatte. Die Dukan-Diät ist eine der bekanntesten Diäten der Welt. mb3ìPhilosophie der Dukan-Diät Die Philosophie der Dukan-Diät basiert auf einigen Schlüsselprinzipien: 1. Hoher Proteinkonsum: Proteine stehen im Mittelpunkt der Ernährung, da sie für die Verdauung und Verstoffwechselung mehr Energie benötigen als Kohlenhydrate oder Fette. Dieser Prozess, der thermogene Effekt genannt wird, kann Ihnen dabei helfen, mehr Kalorien zu verbrennen. Darüber hinaus trägt Protein dazu bei, die Muskelmasse während der Gewichtsabnahme zu erhalten und fördert ein besseres Sättigungsgefühl. 2. Reduzierung von Kohlenhydraten und Fetten: Die Diät reduziert die Aufnahme von Kohlenhydraten und Fetten drastisch und zwingt den Körper dazu, Fettreserven als Hauptenergiequelle zu nutzen. Dieser als Ketose bezeichnete Zustand kann den Gewichtsverlust beschleunigen. 3. Progressive Phasen: Die Dukan-Diät ist in vier Phasen unterteilt (Angriff, Kreuzfahrt,

Konsolidierung und Stabilisierung), von denen jede spezifische Ziele und Richtlinien hat. Dieser schrittweise Ansatz hilft Menschen, sicher Gewicht zu verlieren und langfristige Ergebnisse zu erzielen. 4. Langfristige Erhaltung: Sobald das Idealgewicht erreicht ist, umfasst die Diät eine Stabilisierungsphase, die eine schrittweise Rückkehr zu einer ausgewogeneren Ernährung ermöglicht, wobei einige Regeln eingehalten werden, um eine Gewichtszunahme zu verhindern. 5. Einfachheit und Struktur: Die Dukan-Diät bietet einen strukturierten, leicht zu befolgenden Ernährungsplan mit einer klaren Liste erlaubter und verbotener Lebensmittel. Dies kann dazu beitragen, Unsicherheit und Versuchung zu reduzieren und die Einhaltung der Diät zu erleichtern. Zusammenfassend lässt sich sagen, dass die Dukan-Diät einen wissenschaftlichen Ernährungsansatz mit einer klaren, praktikablen.

# WARUM DIE DUKAN-DIÄT WÄHLEN

Die Dukan-Diät wurde aus mehreren Gründen von Millionen Menschen auf der ganzen Welt gewählt. Hier sind einige der Hauptgründe, warum sich viele für diese Diät entscheiden: 1. Schneller und effektiver Gewichtsverlust, sichtbare Ergebnisse in kurzer Zeit: Die anfängliche „Angriffsphase" der Dukan-Diät soll einen schnellen Gewichtsverlust anregen und jeden, der sie befolgt, motivieren sie soll weitermachen. Eine Kohlenhydratrestriktion und ein hoher Proteinkonsum führen dazu, dass der Körper Fett effizienter verbrennt. Motivierende Wirkung: Schnelle erste Ergebnisse können sehr motivierend sein, insbesondere für diejenigen, die konkrete Fortschritte sehen müssen, um engagiert zu bleiben. 2. Sättigungsgefühl und Appetitminderung. Hoher Proteinkonsum: Proteine sind Makronährstoffe, die bekanntermaßen ein anhaltendes

Sättigungsgefühl fördern. Durch den Verzehr proteinreicher Lebensmittel können Sie das Hunger- und Heißhungergefühl reduzieren und so die Einhaltung der Diätregeln erleichtern. Reduzieren Sie das Verlangen nach Zucker: Die Begrenzung von Kohlenhydraten, insbesondere von raffinierten Kohlenhydraten, hilft, den Blutzuckerspiegel zu stabilisieren und das Verlangen nach süßen Lebensmitteln und einfachen Kohlenhydraten zu reduzieren. 3. Klare Struktur und Einfachheit. Gut definierte Phasen: Die Dukan-Diät ist in vier Phasen (Angriff, Kreuzfahrt, Konsolidierung und Stabilisierung) unterteilt, jede mit präzisen Richtlinien. Diese Struktur hilft Ihnen, in jeder Phase genau zu wissen, was Sie essen sollen, wodurch Unsicherheiten verringert und die Einhaltung der Diät erleichtert wird. Liste der erlaubten Lebensmittel: Bietet eine detaillierte Liste der erlaubten Lebensmittel, um die Essensplanung und den Einkauf zu erleichtern. 4. Langfristige Erhaltung sstabilisierungsphase: Sobald das gewünschte Gewicht erreicht ist, führt die Dukan-Diät eine Erhaltungsphase ein, die eine schrittweise Rückkehr zu einer ausgewogeneren Ernährung mit klaren Regeln zur Verhinderung einer erneuten Gewichtszunahme ermöglicht. Flexibilität: Die Phase von Die Stabilisierung ermöglicht eine größere Ernährungsfreiheit und macht die Ernährung langfristig nachhaltig, ohne komplett auf Lieblingsspeisen verzichten zu müssen. 5. Anpassbarkeit und Vielfalt an unterschiedliche Bedürfnisse: Die Dukan-Diät kann an verschiedene Ernährun gsbedürfnisse angepasst werden, einschließlich derer von Vegetariern und Menschen mit Nahrungsmittelun verträglichkeiten. Große Auswahl an Lebensmitteln: Obwohl die Diät in einigen Kategorien begrenzt ist, bietet sie eine große Auswahl an proteinreichen Lebensmitteln, darunter mageres Fleisch, Fisch, Eier, fettarme Milchprodukte und Hülsenfrüchte.

# DIE VIER PHASEN DER DUKAN-DIÄT

Die Dukan-Diät ist in vier verschiedene Phasen gegliedert, jede mit spezifischen Zielen und Ernährungsrichtlinien. Dieser schrittweise Ansatz soll einen schnellen Gewichtsverlust und eine langfristige Stabilisierung fördern.1. Dauer der Angriffsphase: 1 bis 7 Tage, abhängig vom zu verlierenden Gewicht. Ziel: Förderung eines schnellen anfänglichen Gewichtsverlusts, um diejenigen zu motivieren, die die Diät befolgen. Zulässige Lebensmittel: Reine Proteine (PP): mageres Fleisch (Huhn, Truthahn, Rind), Fisch, Meeresfrüchte, Eier, Tofu, fettarme Milchprodukte (Joghurt, fettarmer Käse), pflanzliche Proteine. Getränke: Wasser, Tee, Kaffee ohne Zucker. Gewürze: Kräuter, Gewürze, Essig, Zitronensaft (in begrenzten Mengen), Senf, Salz und Pfeffer (in Maßen). Eigenschaften: Diese Phase ermöglicht eine schnelle Gewichtsabnahme durch die hohe Proteinzufuhr und den nahezu vollständigen

Verzicht auf Kohlenhydrate und Fette. Protein hilft, Muskelmasse zu erhalten und fördern das Sättigungsgefühl. 2. Dauer der Kreuzfahrtphase: Bis zum Erreichen des Idealgewichts. Ziel: Den schrittweisen und stetigen Gewichtsverlust fortsetzen. Zulässige Lebensmittel: Abwechselnde Tage mit reinem Protein (PP) und Tagen mit Protein und Gemüse (PV). Reine Proteine wie in der Attack-Phase. Gemüse mit niedrigem Stärkegehalt: Tomaten, Spinat, Brokkoli, Kohl, Gurken, Paprika, Zucchini, Pilze, Spargel, grüne Bohnen usw. Andere: ein Teelöffel Haferkleie pro Tag, um die Verdauung zu unterstützen und das Sättigungsgefühl zu steigern. Merkmale: In dieser Phase wechseln sich reine Proteintage mit Tagen mit Gemüsezusatz ab, was eine konstante Gewichtsabnahme fördert. Um die Muskelmasse zu erhalten, ist es wichtig, die Proteinzufuhr aufrechtzuerhalten. 3. Dauer der Konsolidierungsphase: 10 Tage für jedes in den vorherigen Phasen verlorene Kilo. Ziel: Verhindern Sie eine erneute

Gewichtszunahme und beginnen Sie mit der schrittweisen Wiedereinführung anderer Lebensmittel in Ihre Ernährung. Essen Erlaubt: Alle Lebensmittel aus den vorherigen Phasen. Schrittweise Einführung von Obst (1 Portion pro Tag, ausgenommen Bananen, Weintrauben und Kirschen), Vollkornbrot (2 Scheiben pro Tag), Käse (40 g pro Tag) und begrenzten Portionen Kohlenhydraten (2 Portionen pro Woche). Eine „Gala"-Mahlzeit pro Woche: Alle Speisen sind erlaubt, jedoch in Maßen und ohne Zugaben. Merkmale: Diese Phase ist entscheidend für die Stabilisierung des neuen Gewichts. Die schrittweise Einführung zuvor ausgeschlossener Lebensmittel trägt dazu bei, wieder eine ausgewogenere und nachhaltigere Ernährung einzuführen. 4. Dauer der Stabilisierungsphase: Unbestimmt (lebenslang). Ziel: Das erreichte Gewicht langfristig halten. Richtlinien: Befolgen Sie weiterhin die Grundsätze der Konsolidierungsphase, jedoch mit größerer Flexibilität. Einen Tag pro Woche reines Protein (normalerweise donnerstags).

# ERNÄHRUNGSGRUNDSÄTZE DER DUKAN-DIÄT

Die Dukan-Diät basiert auf einigen Grundprinzipien, die darauf abzielen, den Gewichtsverlust zu fördern, die Muskelmasse zu erhalten und die allgemeine Gesundheit zu verbessern. Hier sind die wichtigsten Ernährungskonzepte der Diät: 1. Hoher Proteinkonsum Vorteile von Proteinen: Sättigung: Proteine brauchen länger zur Verdauung als Kohlenhydrate und Fette, was dazu beiträgt, das Sättigungsgefühl länger aufrechtzuerhalten. Dadurch kann der Gesamtkalorienverbrauch reduziert werden, was die Gewichtsabnahme erleichtert. Erhalt der Muskelmasse: Beim Abnehmen ist es wichtig, die Muskelmasse zu erhalten, um einen aktiven Stoffwechsel aufrechtzuerhalten. Protein liefert die Aminosäuren, die zum Aufbau und zur Reparatur von Muskeln benötigt werden. Thermogener Effekt: Die Verdauung von Proteinen erfordert mehr Energie und

erhöht den Kalorienverbrauch des Körpers.
Dieser thermogene Effekt kann zu einer
stärkeren Gewichtsabnahme beitragen.
Proteinquellen: Mageres Fleisch, Fisch, Eier,
fettarme Milchprodukte, pflanzliche
Proteine wie Tofu und Hülsenfrüchte. 2.
Kohlenhydratreduzierung Gründe für die
Kohlenhydratreduzierung: Ketonämie:
Durch die drastische Reduzierung der
Kohlenhydrataufnahme gelangt der Körper
in einen Zustand namens Ketose, in dem er
Fett als Hauptenergiequelle nutzt.
Stabilisierung des Blutzuckerspiegels: Eine
niedrige Kohlenhydrataufnahme hilft,
Blutzuckerspitzen und -abfälle zu
vermeiden, das Verlangen nach
zuckerhaltigen Lebensmitteln zu reduzieren
und eine gleichmäßigere Energie zu fördern.
Zulässige Kohlenhydrate: In der
Anfangsphase der Diät beschränken sich die
Kohlenhydrate fast ausschließlich auf die,
die in Gemüse enthalten sind. In späteren
Stadien können komplexe Kohlenhydrate
wie Vollkornbrot, Vollkornnudeln und
brauner Reis kontrolliert wieder zugeführt

werden. 3. Fettreduktion Warum Fett begrenzen: Kaloriendichte: Fett ist der Makronährstoff mit Durch die höhere Kaloriendichte (9 Kalorien pro Gramm) kann eine Reduzierung Ihres Verbrauchs dabei helfen, Ihre Gesamtkalorienaufnahme zu kontrollieren. Wählen Sie gesunde Fette: Obwohl die Diät die Fettaufnahme begrenzt, fördert sie den Verzehr gesunder Fette, die in fettem Fisch (wie Lachs und Thunfisch), Avocados und Pflanzenölen in kleinen Mengen enthalten sind. 4. Flüssigkeitszufuhr und Bedeutung von Wasser Rolle der Flüssigkeitszufuhr: Verdauung und Stoffwechsel: Trinkwasser ist für das reibungslose Funktionieren des Stoffwechsels und zur Unterstützung der Verdauung, insbesondere bei hohem Proteinkonsum, unerlässlich. Entgiftung: Wasser hilft, Giftstoffe aus dem Körper auszuspülen und Verstopfung vorzubeugen, eine mögliche Nebenwirkung einer proteinreichen Ernährung. Sättigung: Das Trinken von Wasser vor den Mahlzeiten kann helfen, den Appetit zu reduzieren und eine

Kalorienüberladung zu vermeiden. 5. Vorteile von Haferkleie: Ballaststoffquelle: Haferkleie ist reich an löslichen Ballaststoffen, die zur Regulierung der Darmpassage und zur Verbesserung der Verdauung beitragen. Sättigungsgefühl: Lösliche Ballaststoffe bilden im Magen eine gelartige Substanz, die das Sättigungsgefühl verstärken kann. Blutzuckerkontrolle: Ballaststoffe können helfen, den Blutzuckerspiegel zu kontrollieren, indem sie die Aufnahme von Kohlenhydraten reduzieren. 6. Körperliche Aktivität Einbeziehung von Bewegung: Unterstützung beim Abnehmen: Regelmäßige körperliche Aktivität hilft, Kalorien zu verbrennen, Muskelmasse zu erhalten und die Herz-Kreislauf-Gesundheit zu verbessern. Empfohlene Diät: Die Dukan-Diät fördert Bewegung, wie zum Beispiel tägliche Spaziergänge, um die Gewichtsabnahme zu unterstützen und das allgemeine Wohlbefinden zu verbessern.

# VORTEILE DER DUKAN-DIÄT

Die Dukan-Diät ist wegen ihrer zahlreichen Vorteile beliebt, die sie denjenigen bietet, die sie befolgen. Hier sind einige der Hauptvorteile: 1. Schneller und effektiver Gewichtsverlust Einer der Hauptgründe, warum sich viele Menschen für die Dukan-Diät entscheiden, ist das Versprechen eines schnellen Gewichtsverlusts. Die anfängliche „Attack"-Phase soll eine schnelle Reduzierung des Körpergewichts fördern, was für diejenigen, die mit der Diät beginnen, sehr motivierend sein kann. Dieses Ergebnis wird durch eine drastische Reduzierung der Kohlenhydrate und einen hohen Verzehr von Proteinen erreicht, die die Ketose und die Fettverbrennung fördern. 2. Erhöhtes Sättigungsgefühl und verminderter Appetit Ein hoher Proteinkonsum ist ein Hauptmerkmal der Dukan-Diät. Es ist bekannt, dass Protein sättigender ist als Kohlenhydrate und Fette, was dazu beitragen kann, die Gesamtkalorienaufnahme zu reduzieren.

Dieser Effekt ist auf die Tatsache zurückzuführen dass die Verdauung von Proteinen länger dauert und die Produktion von Sättigungshormonen wie Peptid YY und GLP1 erhöht. 3. Erhalt der Muskelmasse Beim Abnehmen besteht eines der Hauptrisiken im Verlust von Muskelmasse. Die Dukan-Diät trägt mit ihrer hohen Proteinzufuhr dazu bei, Muskelmasse zu erhalten und gleichzeitig Fett zu verlieren. Dies ist besonders wichtig, da Muskeln eine entscheidende Rolle bei der Aufrechterhaltung des Grundumsatzes spielen. 4. Regulierung des Blutzuckerspiegels Eine Reduzierung der Kohlenhydrate in der Ernährung kann zur Stabilisierung des Blutzuckerspiegels beitragen und das Risiko von Blutzuckerspitzen und -abfällen verringern. Dies kann besonders für Menschen mit Prädiabetes oder Typ-2-Diabetes von Vorteil sein, da es zur Verbesserung der Insulinsensitivität beiträgt. 5. Struktur und einfache Befolgung der Diät Die Dukan-Diät ist in vier klar definierte Phasen gegliedert, jede mit klaren Richtlinien dazu, welche Lebensmittel erlaubt sind. Dieser Rahmen hilft den Menschen, in jeder Phase genau zu wissen, was sie essen können, was die Unsicherheit verringert und es einfacher macht, die Diät einzuhalten. Darüber hinaus erleichtern Listen zugelassener Lebensmittel die Essensplanung und den Einkauf. 6. Langfristige Erhaltung Die letzte Phase der Diät, „Stabilisierung", soll Menschen dabei helfen, ihr verlorenes Gewicht langfristig aufrechtzuerhalten. Diese Phase bietet eine größere Flexibilität bei der Ernährung und beinhaltet einen Tag reines Protein pro Woche, um die Ergebnisse aufrechtzuerhalten. Dieser ausgewogene Ansatz macht die Diät auf lange Sicht nachhaltiger als viele andere Crash-Diäten. 7. Senkung des Cholesterinspiegels und Verbesserung der Herz-Kreislauf-Gesundheit Einige Studien deuten darauf hin, dass eine proteinreiche und kohlenhydratarme Ernährung dazu beitragen kann, den LDL-Cholesterinspiegel (das „schlechte Cholesterin") zu senken und das Lipidprofil zu verbessern. Dies kann sich positiv auf die Herz-Kreislauf-Gesundheit auswirken und das Risiko von Herzerkrankungen verringern. 8. Ernährungserziehung Das Befolgen der Dukan-Diät kann das Bewusstsein für Ihre Lebensmittelauswahl und Makronährstoffe schärfen. Dies kann zu einem besseren Verständnis der von Ihnen verzehrten Lebensmittel und ihrer gesundheitlichen Auswirkungen führen und gesündere Essgewohnheiten fördern, auch nachdem Sie mit der Diät aufgehört haben. Es ist wichtig zu beachten, dass die Dukan-Diät wie jede Diät möglicherweise nicht für jeden geeignet ist und einige Risiken birgt, insbesondere wenn sie über einen längeren Zeitraum oder ohne ärztliche Aufsicht befolgt wird. Daher ist es ratsam, vor Beginn dieser oder einer anderen Diät einen Arzt zu konsultieren

# ERFOLGSBERICHTE DER DUKAN-DIÄT

Die Dukan-Diät hat vielen Menschen dabei geholfen, ihre Abnehmziele zu erreichen. Hier sind einige Erfolgsgeschichten und Erfahrungsberichte von Menschen, die positive Erfahrungen mit dieser Diät gemacht haben:

1. Julia:

„Ich habe mit der Dukan-Diät 20 kg abgenommen und fühle mich besser als je zuvor! Anfangs war ich etwas skeptisch, aber ich habe beschlossen, es auszuprobieren, und ich habe es nicht bereut. Ich habe die Richtlinien sorgfältig befolgt und seitdem sofort Ergebnisse gesehen." Ich habe nicht nur abgenommen, sondern habe auch mehr Energie und fühle mich selbstbewusster. Ich kann die Dukan-Diät jedem wärmstens empfehlen, der auf gesunde und sichere Weise abnehmen möchte.

## 2. Mario:

„Ich war jahrelang übergewichtig und hatte viele Diäten erfolglos ausprobiert. Dann entdeckte ich die Dukan-Diät und fand endlich eine Diät, die für mich funktionierte. Ich habe in 3 Monaten 15 kg abgenommen und mein neues Gewicht über ein Jahr lang gehalten: Die Dukan-Diät." hat mir beigebracht, gesunde Ernährungsentscheidungen zu treffen und eine gesündere Beziehung zum Essen zu haben.

## 3. Silvia:

Die Dukan-Diät hat mir geholfen, meinen Lebensstil zu ändern und ein gesünderer und glücklicherer Mensch zu werden. Ich habe 30 kg abgenommen und mehr Selbstvertrauen gewonnen. Jetzt treibe ich gerne Sport und koche gerne gesundes Essen. Die Dukan-Diät war ein Wendepunkt in meinem Leben und ich würde sie um keinen Preis ändern."

4. Lukas:

„Ich war ein emotionaler Esser und tröstete mich oft mit Essen. Die Dukan-Diät half mir, meine emotionalen Auslöser zu erkennen und gesündere Strategien zur Stressbewältigung zu entwickeln. Ich habe 20 Pfund abgenommen und gelernt, zu essen, um meinen Körper zu nähren, nicht meine Gefühle. Die Dukan-Diät gab mir die Werkzeuge, die ich brauchte, um meine Beziehung zum Essen zu ändern und meine geistige Gesundheit zu verbessern.

5. Luisa: Ich habe die Dukan-Diät befolgt, um mich auf meine Hochzeit vorzubereiten, und ich hätte mir nichts Besseres wünschen können! Ich habe in zwei Monaten 8 kg abgenommen und fühlte mich in meinem Hochzeitskleid wunderschön. Die Dukan-Diät gab mir die Energie und das Selbstvertrauen, die ich brauchte Genießen Sie meinen besonderen Tag in vollen Zügen. Ich kann die Dukan-Diät allen Bräuten wärmstens empfehlen, die sich an ihrem wichtigsten Tag rundum wohlfühlen möchten.

# ABSCHLUSS UND ZUKUNFT DER DUKAN-DIÄT

Die Dukan-Diät hat sich dank ihrer klaren Struktur und dem Fokus auf Protein als wirksame Strategie zur Gewichtsabnahme und zur langfristigen Aufrechterhaltung des Gewichts erwiesen. Durch die vier klar definierten Phasen bietet es einen Weg, der nicht nur eine schnelle Gewichtsabnahme, sondern auch die Stabilisierung und Aufrechterhaltung des erreichten Gewichts fördert. Mit der „Dukan-Diät 2024" verfügen Sie über einen neuen und modernisierten Ansatz, der die neuesten Ernährungserkenntnisse integriert und sich an unterschiedliche Ernährungsbedürfnisse anpasst. Die Zukunft der Dukan-Diät Mit Blick auf die Zukunft wird sich die Dukan-Diät weiterentwickeln, um den Bedürfnissen einer sich ständig verändernden Welt gerecht zu werden.

Aufkommende Ernährungstrends, wie der Fokus auf Nachhaltigkeit und die Einbeziehung pflanzlicher Proteinalternativen, werden zunehmend in diese Ernährung integriert. Die Ernährungsforschung wird die Richtlinien weiter verfeinern und anpassen, um sicherzustellen, dass die Dukan-Diät für alle relevant und sicher bleibt. Darüber hinaus wird die wachsende Verfügbarkeit digitaler Ressourcen, Apps zur Lebensmittelverfolgung und Online-Communities Diätetiker noch stärker unterstützen und ihnen praktische Tools zur Aufrechterhaltung ihrer Motivation und zur Verfolgung ihrer Fortschritte bieten. Ihre Teilnahme zählt. Vielen Dank, dass Sie sich mit „Dukan-Diät 2024" auf diese Reise begeben. Ich hoffe, dass das Buch für Sie hilfreich war und Sie Inspiration und Anleitung gefunden haben, um Ihre Gesundheitsziele zu erreichen.

# REZEPTE ZUM FRÜHSTÜCK

# ANGRIFFSPHASE

## PROTEINPFANNKUCHEN MIT HAFERKLEIE

Zubereitungszeit: 10 Minuten

Kochzeit: 2-3 Minuten pro Pfannkuchen

Dosierung für 1 Person: 2-3 Pfannkuchen

Zutaten:

50 g Haferkleie

2 Eiweiß

1 Esslöffel Proteinpulver (optional)

1/2 reife Banane

1 Teelöffel Backpulver

1 Prise Salz

Kokosöl oder Kochspray zum Einfetten der Pfanne

Frisches Obst und Ahornsirup (optional) zum Garnieren

## Vorbereitung

In einer Schüssel die Banane pürieren, bis sie püriert ist. Haferkleie, Eiweiß, Proteinpulver, Backpulver und Salz hinzufügen. Gut vermischen, bis eine homogene Mischung entsteht. Eine beschichtete Pfanne bei mittlerer Hitze erhitzen und leicht einfetten. Geben Sie für jeden Pfannkuchen eine Kelle der Mischung hinein und backen Sie ihn auf jeder Seite 2-3 Minuten lang oder bis er goldbraun ist. Warm servieren, mit frischem Obst und Ahornsirup, falls gewünscht.

Geschätzte Nährwerte (pro Portion):

Kalorien: 250-300 kcal

Protein: 25-30g

Kohlenhydrate: 25-30g

Fett: 5-10g

# EIWEISS-GEMÜSE-OMELETTE

Zubereitungszeit: 15 Minuten

Kochzeit: 15-20 Minuten

Dosierung für 1 Person: 1 Portion

Zutaten:

4 Eiweiß

1/2 Zwiebel gehackt

1/2 gehackter Pfeffer

1/4 einer Zucchini in Julienne-Streifen schneiden

20 g geriebener Käse (optional)

Salz und Pfeffer nach Geschmack

Natives Olivenöl extra

Vorbereitung

In einer beschichteten Pfanne etwas Öl erhitzen und Zwiebeln, Paprika und Zucchini darin anbraten, bis sie weich sind. In einer Schüssel das Eiweiß mit einer Gabel schaumig schlagen. Salz und Pfeffer hinzufügen. Das Gemüse mit dem Eiweiß in die Schüssel geben und vorsichtig verrühren. Geben Sie die Mischung in die Pfanne und kochen Sie sie bei mittlerer bis niedriger Hitze 5–7 Minuten lang oder bis das Omelett auf dem Boden liegt. Mit dem geriebenen Käse bestreuen und einige Minuten unter dem Ofengrill garen, bis der Käse geschmolzen und goldbraun ist.

Geschätzte Nährwerte (pro Portion):

Kalorien: 150-200 kcal

Protein: 20-25g

Kohlenhydrate: 5-10g

Fett: 5-10g

# GRIECHISCHER JOGHURT MIT CHIASAMEN UND BEEREN

Zubereitungszeit: 5 Minuten

Kochzeit: Nicht notwendig

Dosierung für 1 Person: 1 Portion

Zutaten:

1 Glas griechischer Joghurt (Natur- oder Fruchtjoghurt)

1 Esslöffel Chiasamen

Gemischte Beeren (Heidelbeeren, Himbeeren, Brombeeren)

Frisches Obst nach Geschmack (Banane, Kiwi, Mango)

Honig oder Ahornsirup (optional)

Vorbereitung

Gießen Sie den griechischen Joghurt in ein Glas oder eine Schüssel. Die Chiasamen dazugeben und gut vermischen. Decken Sie das Glas ab und lassen Sie es mindestens 30 Minuten oder über Nacht im Kühlschrank ruhen, damit die Chiasamen quellen. Vor dem Servieren die Waldbeeren und das in Stücke geschnittene frische Obst dazugeben. Nach Belieben mit Honig oder Ahornsirup süßen.

Geschätzte Nährwerte (pro Portion):

Kalorien: 150-200 kcal

Protein: 15-20g

Kohlenhydrate: 15-20g

Fett: 5-10g

# KREUZFAHRTPHASE

## PROTEIN-KAKAO-MUFFINS

Zubereitungszeit: 20 Minuten

Kochzeit: 20-25 Minuten

Dosierung für 6 Muffins

Zutaten:

100g Haferflocken

30 g Kakaoproteinpulver

2 ganze Eier

1 reife Banane

40 ml Milch (Pflanzen- oder Kuhmilch)

30 ml Kokosöl

1 Teelöffel Backpulver

1 Prise Salz

Gehackte dunkle Schokolade

(optional) zum Dekorieren

Vorbereitung

Den Backofen auf 180°C vorheizen. In einer Schüssel die Banane mit einer Gabel zerdrücken. Eier, Kokosöl, Milch, Hafermehl, Proteinpulver, Backpulver und Salz hinzufügen. Gut vermischen, bis eine homogene Mischung entsteht. Nach Belieben gehackte dunkle Schokolade hinzufügen. Die Masse auf 6 mit Backpapier ausgelegte Muffinformen verteilen. 20–25 Minuten backen oder bis es goldbraun ist.

Vor dem Servieren abkühlen lassen.

Geschätzte Nährwerte (pro Muffin):

Kalorien: 150-200 kcal

Protein: 15-20g

Kohlenhydrate: 20-25g

Fett: 5-10g

# KLEIE-CREPES MIT RICOTTA UND ZIMT

52

Zubereitungszeit: 20 Minuten

Garzeit: 2-3 Minuten für Crêpes

Dosierung für 6 Crêpes

Zutaten:

100 g Haferkleie

2 ganze Eier

250 ml Milch (Pflanzen- oder Kuhmilch)

1 Prise Salz

1 Teelöffel gemahlener Zimt

Kokosöl oder Kochspray zum Einfetten der Pfanne

Frischer Ricotta

Frische Minze (optional) zum Garnieren

Vorbereitung

Die Haferkleie in einem Mixer pürieren, bis ein feines Mehl entsteht. In einer Schüssel die Eier mit Milch, Salz und Zimt verquirlen. Das Kleiemehl dazugeben und gut vermischen, bis eine glatte Masse ohne Klümpchen entsteht. Eine beschichtete Pfanne bei mittlerer Hitze erhitzen und leicht einfetten. Geben Sie für jeden Crêpe eine Kelle der Mischung hinein und backen Sie ihn auf jeder Seite 2-3 Minuten lang oder bis er goldbraun ist. Die Crêpes mit Ricotta füllen und mit ein paar frischen Minzblättern garnieren.

Geschätzte Nährwerte (pro Portion):

Kalorien: 150-200 kcal

Protein: 10-15g

Kohlenhydrate: 20-25g

Fett: 5-10g

# HAFERKLEIE UND MANDELMILCHBREI

Zubereitungszeit: 5 Minuten

Kochzeit: 5 Minuten

Dosierungen für 1 Person

Zutaten:

50 g Haferkleie

250 ml Mandelmilch

1 geschnittene Banane

1 Esslöffel Chiasamen

Trockenfrüchte nach Geschmack (Mandeln, Walnüsse)

Gemahlener Zimt nach Geschmack

Vorbereitung

Haferkleie und Mandelmilch in einen Topf geben. Zum Kochen bringen, dann die Hitze reduzieren und unter gelegentlichem Rühren etwa 5 Minuten kochen lassen, bis eine cremige Konsistenz entsteht. Gießen Sie den Brei in eine Schüssel und fügen Sie die geschnittene Banane, Chiasamen, Trockenfrüchte und Zimt hinzu. Gut vermischen und sofort servieren.

Geschätzte Nährwerte (pro Portion):

Kalorien: 250-300 kcal

Protein: 10-15g

Kohlenhydrate: 30-35g

Fett: 5-10g

# KONSOLIDIERUNGSPHASE

## PROTEINOMELETT

Zubereitungszeit: 5 Minuten

Kochzeit: 5-7 Minuten

Dosierung: 1 Person

Zutaten:

2 Eier

20 g magerer Hartkäse

(wie Grana Padano) gerieben

20g frischer Spinat

Salz und Pfeffer nach Geschmack

## Vorbereitung

Die Eier in einer Schüssel verquirlen, den
geriebenen Käse, den fein gehackten Spinat,
Salz und Pfeffer hinzufügen. Erhitzen Sie
eine beschichtete Pfanne mit etwas Öl und
gießen Sie die Mischung hinein. Kochen Sie
das Omelett bei mittlerer Hitze und heben
Sie dabei die Ränder mit einem Spatel an,
damit das Ei auch im Inneren eindicken
kann. Heiß servieren.

Geschätzte Nährwerte (pro Portion):

Kalorien: 150-200 kcal

Protein: 20-25g

Kohlenhydrate: 2-3g

Fett: 8-10g

# GERÄUCHERTER LACHS MIT FRISCHKÄSE

## 58

Zubereitungszeit: 5 Minuten

Kochzeit: Nicht notwendig

Dosierung: 1 Person

Zutaten:

80g geräucherter Lachs

50 g frischer Streichkäse

(wie Philadelphia)

1 Scheibe Vollkornbrot

Frischer Dill (optional)

Vorbereitung

Das Vollkornbrot leicht toasten. Den Toast mit Frischkäse bestreichen. Den geräucherten Lachs darauf anrichten und mit ein paar Zweigen frischem Dill garnieren. Tipps: Probieren Sie verschiedene Sorten Frischkäse und Räucherlachs, um den Geschmack zu variieren. Beilagen: Sie können Ihr Frühstück mit einer Tasse grünem Tee oder einem Kaffee begleiten.

Geschätzte Nährwerte (pro Portion):

Kalorien: 200-250 kcal

Protein: 25-30g

Kohlenhydrate: 15-20g

Fett: 10-15g

# STABILISIERUNGSPHASE
## PROTEIN OMELETT MIT GEMÜSE

Zubereitungszeit: 10 Minuten

Kochzeit: 15-20 Minuten

Dosierung: 1 Person

Zutaten:

2 Eier

50g frischer Spinat

30g Kirschtomaten

15 g Champignons

1 Knoblauchzehe

Salz, Pfeffer und aromatische Kräuter

nach Geschmack (Oregano, Basilikum)

**Vorbereitung:**

In einer beschichteten Pfanne den Knoblauch mit etwas Öl leicht anbraten. Die in Scheiben geschnittenen Champignons dazugeben und goldbraun braten. Den Spinat und die halbierten Kirschtomaten dazugeben. Einige Minuten kochen lassen, bis das Gemüse zusammengefallen ist. Schlagen Sie die Eier in einer Schüssel auf, fügen Sie Salz, Pfeffer und Ihre Lieblingskräuter hinzu. Die Eier über das Gemüse in der Pfanne gießen und bei mittlerer Hitze kochen, dabei einen Deckel auflegen. Wenn das Ei fest ist, wenden Sie das Omelett und kochen Sie es auch von der anderen Seite.

**Geschätzte Nährwerte (pro Portion):**

**Kalorien: 200-250 kcal**

**Protein: 25-30g**

**Kohlenhydrate: 5-7g**

**Fett: 10-12g**

# GRIECHISCHER JOGHURT MIT NÜSSEN UND SAMEN

Zubereitungszeit: 5 Minuten

Kochzeit: Nicht notwendig

Dosierung: 1 Person

Zutaten:

150 g griechischer Joghurt

30 g gemischte Nüsse

(Mandeln, Walnüsse, Haselnüsse)

1 Esslöffel Chiasamen

Frisches Obst der Saison

(nach Geschmack, z. B. Blaubeeren oder Erdbeeren)

**Vorbereitung:**

Gießen Sie den griechischen Joghurt in eine Schüssel. Die grob gehackten Nüsse, Chiasamen und gehackten frischen Früchte hinzufügen. Vorsichtig mischen und nach Belieben mit einem Teelöffel Honig süßen. Tipps: Saisonales Obst: Wählen Sie saisonales Obst für eine höhere Aufnahme von Vitaminen und Mineralstoffen.

**Geschätzte Nährwerte (pro Portion):**

Kalorien: 250-300 kcal

Protein: 20-25g

Kohlenhydrate: 10-15g

Fett: 15-20g

# REZEPTE FÜR VORSPEISEN

# ANGRIFFSPHASE

## GEFÜLLTE EIER MIT THUNFISCH UND PETERSILIE

Zubereitungszeit: 15 Minuten

Kochzeit: 10 Minuten

Dosierung: 1 Person

Zutaten:

1 Ei

1 Dose naturbelassener Thunfisch (80 g)

1 Esslöffel gehackte Petersilie

1 Esslöffel griechischer Joghurt

1/2 Knoblauchzehe, gehackt (optional)

Salz und Pfeffer nach Geschmack

**Vorbereitung:**

Das Ei in kochendem Wasser 10 Minuten kochen. Lassen Sie es abtropfen und kühlen Sie es unter fließendem kaltem Wasser ab. Das Ei schälen und der Länge nach halbieren. Entfernen Sie das Eigelb und geben Sie es in eine Schüssel. Das Eigelb mit einer Gabel zerdrücken. Thunfisch, Petersilie, Joghurt, Knoblauch (falls verwendet), Salz und Pfeffer hinzufügen. Gut vermischen, bis eine homogene Mischung entsteht. Füllen Sie die Eiermulden mit der Thunfischmischung. Sofort servieren oder bis zu 2 Tage im Kühlschrank aufbewahren.

**Nährwerte (pro Portion):**

**Kalorien: 150 kcal**

**Protein: 15 gr**

**Fett: 8 gr**

**Kohlenhydrate: 2 gr**

# RINDERCARPACCIO MIT RUCOLA UND PARMESANFLOCKEN

Zubereitungszeit: 10 Minuten

Kochzeit: 0 Minuten

Dosierung: 1 Person

Zutaten:

100g Rindfleisch

mager (z. B. Filet, Silberseite)

50 g Rucola

20 g Parmesanflocken

Extra natives Olivenöl nach Geschmack

Zitronensaft nach Geschmack

Salz und Pfeffer nach Geschmack

Vorbereitung:

Das Rindfleisch mit einem scharfen Messer oder Hobel in dünne Scheiben schneiden. Die Fleischscheiben auf einem Servierteller anrichten. Mit nativem Olivenöl extra, Zitronensaft, Salz und Pfeffer würzen. Rucola und Parmesanflocken dazugeben. Sofort servieren.

Nährwerte (pro Portion):

Kalorien: 250 kcal

Protein: 25 gr

Fett: 15 gr

Kohlenhydrate: 1 g

# GEGRILLTE GARNELENSPIESSE MIT ZITRONE

Zubereitungszeit: 10 Minuten

Kochzeit: 57 Minuten

Dosierung: 1 Person

Zutaten:

100 g gereinigte frische Garnelen

1/2 Zitrone

1/2 Esslöffel Öl

Natives Olivenöl extra

Salz und Pfeffer nach Geschmack

**Vorbereitung:**

Die Garnelen waschen und mit saugfähigem Papier trocknen. Die Garnelen auf einen Holzspieß stecken. Die Garnelen mit nativem Olivenöl extra, Salz und Pfeffer beträufeln. Grillen Sie die Garnelen auf jeder Seite 57 Minuten lang oder bis sie braun und gar sind. Servieren Sie die Garnelen mit Zitronenspalten.

**Nährwerte (pro Portion):**

Kalorien: 125 kcal

Protein: 15 gr

Fett: 5 gr

Kohlenhydrate: 0 gr

# HÜHNERSALAT MIT SELLERIE UND SENF

Zubereitungszeit: 15 Minuten

Kochzeit: 20 Minuten

Dosierung: 1 Person

Zutaten:

150 g Hähnchenbrust

gegrillt oder gekocht

1 Stange Sellerie

1 Esslöffel griechischer Joghurt

1 Teelöffel

dijon Senf

Salz und Pfeffer nach Geschmack

Vorbereitung:

Hähnchenbrust in Würfel schneiden. Den Sellerie waschen und in dünne Scheiben schneiden. In einer Schüssel Hühnchen, Sellerie, Joghurt, Senf, Salz und Pfeffer vermischen. Servieren Sie den Salat sofort. Sie können dem Salat weitere Zutaten hinzufügen, beispielsweise Tomaten, Gurken oder Oliven. Sie können den Salat im Voraus zubereiten und bis zu 2 Tage im Kühlschrank aufbewahren.

Nährwerte (pro Portion):

Kalorien: 300 kcal

Protein: 35 gr

Fett: 15 gr

Kohlenhydrate: 5 gr

# RÄUCHERLACHS-CANAPES
# MIT GURKE

**Zubereitungszeit: 5 Minuten**

**Kochzeit: 0 Minuten**

**Dosierung: 1 Person**

**Zutaten:**

**1 Scheibe Vollkornbrot**

**50 g geräucherter Lachs**

**1/4 einer Gurke**

**Gehackte Petersilie (optional)**

**Salz und Pfeffer**

**nach Geschmack**

Vorbereitung:

Vollkornbrot toasten. Den Räucherlachs auf dem Brot anrichten. Die Gurke in dünne Scheiben schneiden und auf dem Lachs anrichten. Mit gehackter Petersilie bestreuen (optional). Salz und Pfeffer nach Geschmack.

Nährwerte (pro Portion):

Kalorien: 250 kcal

Protein: 25 gr

Fett: 12 gr

Kohlenhydrate: 5 gr

# GEGRILLTE ZUCCHINI MIT FRISCHE TOMATENSAUCE

Zubereitungszeit: 15 Minuten

Kochzeit: 10 Minuten

Dosierung: 1 Person

Zutaten:

1 mittelgroße Zucchini

1 reife Tomate

1 Esslöffel Öl

Natives Olivenöl extra

Gehacktes frisches Basilikum

Salz und Pfeffer nach Geschmack

Vorbereitung:

Die Zucchini waschen und in etwa 1 cm dicke Scheiben schneiden. Die Zucchini auf jeder Seite 57 Minuten grillen, bis sie goldbraun und zart sind. In der Zwischenzeit die Tomatensauce zubereiten: Die Tomate in kleine Stücke schneiden und in eine Schüssel geben. Fügen Sie das native Olivenöl extra, gehacktes Basilikum, Salz und Pfeffer hinzu. Gut mischen. Die gegrillten Zucchini mit der frischen Tomatensauce servieren. Sie können der Tomatensauce weitere Zutaten hinzufügen, beispielsweise Zwiebeln, Knoblauch oder Chili. Wenn Sie möchten, können Sie die Zucchini auch im Ofen statt auf dem Grill garen.

Nährwerte (pro Portion):

Kalorien: 150 kcal

Protein: 10 gr

Fett: 8 gr

Kohlenhydrate: 5 gr

# TOMATEN GEFÜLLTE MIT RICOTTA UND BASILIKUM

**Zubereitungszeit: 15 Minuten**

**Kochzeit: 15 Minuten**

**Dosierung: 1 Person**

**Zutaten:**

**10 Kirschtomaten**

**50 g Ricotta**

**1 Esslöffel Basilikum**

**frisch gehackt**

**Salz und Pfeffer nach Geschmack**

**Natives Olivenöl extra**

**Olive (optional)**

**Vorbereitung:**

Die Kirschtomaten waschen und der Länge nach halbieren. Entfernen Sie die Kerne und das Fruchtfleisch der Kirschtomaten mit einem Teelöffel. In einer Schüssel Ricotta, gehacktes Basilikum, Salz und Pfeffer vermischen. Die Kirschtomaten mit der Ricotta-Mischung füllen. Die Kirschtomaten mit nativem Olivenöl extra beträufeln (optional). Kochen Sie die Kirschtomaten im vorgeheizten Ofen bei 180 °C 15 Minuten lang oder bis sie goldbraun sind.

**Nährwerte (pro Portion):**

**Kalorien: 150 kcal**

**Protein: 15 gr**

**Fett: 8 gr**

**Kohlenhydrate: 5 gr**

# GERÖSTETE PAPRIKA, GEFÜLLT MIT THUNFISCH UND KAPERN

**Zubereitungszeit: 20 Minuten**

**Kochzeit: 30 Minuten**

**Dosierung: 1 Person**

**Zutaten:**

1 rote Paprika

50 g natürlicher Thunfisch

1 Esslöffel Kapern

1 Esslöffel Öl

Natives Olivenöl extra

Gehackte Petersilie (optional)

Salz und Pfeffer nach Geschmack

Vorbereitung:

Die Paprika waschen und der Länge nach halbieren. Entfernen Sie die Kerne und den weißen Teil der Paprika. Die Paprika im vorgeheizten Ofen bei 180 °C 30 Minuten lang garen, oder bis sie weich sind. Bereiten Sie in der Zwischenzeit die Füllung vor: Zerbröckeln Sie den Thunfisch in einer Schüssel, fügen Sie Kapern, natives Olivenöl extra, gehackte Petersilie (optional), Salz und Pfeffer hinzu. Gut mischen. Wenn die Paprika gar sind, füllen Sie sie mit der Thunfischmischung. Die Paprika heiß oder kalt servieren. Sie können der Füllung weitere Zutaten hinzufügen, wie zum Beispiel Oliven, getrocknete Tomaten oder Zwiebeln. Nährwerte (pro Portion):

Kalorien: 250 kcal

Protein: 25 gr

Fett: 15 gr

Kohlenhydrate: 5 gr

# MOZZARELLASPIESSE MIT TOMATEN

Zubereitungszeit: 10 Minuten

Kochzeit: 0 Minuten

Dosierung: 1 Person

Zutaten:

5 Kirschtomaten

5 Stück Mozzarella

Frischer Basilikum (optional)

Natives Olivenöl extra

Olive (optional)

Salz und Pfeffer nach Geschmack

Vorbereitung:

Die Kirschtomaten waschen und halbieren. Den Mozzarella abtropfen lassen und in Würfel schneiden. Kirschtomaten- und Mozzarellawürfel abwechselnd auf einen Holzspieß stecken. Mit frischen Basilikumblättern dekorieren (optional). Mit nativem Olivenöl extra beträufeln (optional). Salz und Pfeffer nach Geschmack. Um die Spieße bunter zu gestalten, können Sie Kirschtomaten verschiedener Sorten und Farben verwenden. Wenn Sie möchten, können Sie leichten oder fettarmen Mozzarella verwenden.

Nährwerte (pro Portion):

Kalorien: 200 kcal

Protein: 20 gr

Fett: 12 gr

Kohlenhydrate: 5 gr

# KREUZFAHRTPHASE

## HÜHNERSALAT MIT GEGRILLTEM GEMÜSE

Zubereitungszeit: 20 Minuten

Kochzeit: 15 Minuten

Dosierung: 1 Person

Zutaten:

150 g Hähnchenbrust

gegrillt oder gekocht

1 mittelgroße Zucchini

1 mittelgroße Aubergine

1 rote Paprika

1 Esslöffel Öl

Natives Olivenöl extra

Gehacktes frisches Basilikum

Salz und Pfeffer nach Geschmack

Vorbereitung:

Das Gemüse waschen und in Scheiben schneiden. Grillen Sie das Gemüse 57 Minuten pro Seite oder bis es goldbraun und zart ist. Hähnchenbrust in Würfel schneiden. In einer Schüssel Hähnchen, gegrilltes Gemüse, natives Olivenöl extra, gehacktes Basilikum, Salz und Pfeffer vermischen. Den Salat sofort servieren.

Nährwerte (pro Portion):

Kalorien: 350 kcal

Protein: 40 gr

Fett: 15 gr

Kohlenhydrate: 10 gr

# RÄUCHERLACHSMOUSSE MIT GRIECHISCHEM JOGHURT

**Zubereitungszeit: 10 Minuten**

**Kochzeit: 0 Minuten**

**Dosierung: 1 Person**

**Zutaten:**

50 g geräucherter Lachs

100 g griechischer Joghurt

1 Esslöffel Zitronensaft

Schnittlauch

gehackt (optional)

Salz und Pfeffer nach Geschmack

Vorbereitung:

Räucherlachs, griechischen Joghurt, Zitronensaft, Salz und Pfeffer in einem Mixer glatt rühren. Mit gehacktem Schnittlauch dekorieren (optional). Die Mousse sofort servieren. Sie können auch andere geräucherte Fischsorten verwenden, zum Beispiel Forelle oder Makrele. Wenn Sie möchten, können Sie fettarmen oder leichten griechischen Joghurt verwenden. Sie können der Mousse weitere Zutaten hinzufügen, beispielsweise Avocado, Frischkäse oder Gewürze

Nährwerte (pro Portion):

Kalorien: 250 kcal

Protein: 30 gr

Fett: 12 gr

Kohlenhydrate: 5 gr

# RÜBEN-CARPACCIO
# MIT RICOTTA

Zubereitungszeit: 15 Minuten

Kochzeit: 0 Minuten

Dosierung: 1 Person

Zutaten:

100 g vorgekochte Rote Bete

50 g Ricotta

1 Walnuss

Gehackte Petersilie

(Optional)

Salz und Pfeffer

nach Geschmack

Natives Olivenöl extra

Olive (optional)

Vorbereitung:

Die vorgekochten Roten Beten schälen und mit einer Mandoline oder einem scharfen Messer in dünne Scheiben schneiden. Die Rote-Bete-Scheiben auf einem Servierteller anrichten. Den Ricotta über die Rote-Bete-Scheiben streuen. Die Walnuss hacken und über den Ricotta streuen. Mit gehackter Petersilie bestreuen (optional). Salz und Pfeffer nach Geschmack. Mit nativem Olivenöl extra beträufeln (optional).

Nährwerte (pro Portion):

Kalorien: 250 kcal

Protein: 20 gr

Fett: 15 gr

Kohlenhydrate: 10 gr

# GARNELEN- UND ZUCCHINI-SPIESSE

**Zubereitungszeit: 20 Minuten**

**Kochzeit: 10 Minuten**

**Dosierung: 1 Person**

**Zutaten:**

**100 g gereinigte frische Garnelen**

**1 mittelgroße Zucchini**

**1 Esslöffel Öl**

**Natives Olivenöl extra**

**Gehacktes frisches Basilikum**

**Salz und Pfeffer nach Geschmack**

Vorbereitung:

Die Garnelen waschen und mit saugfähigem Papier trocknen. Die Zucchini waschen und in Scheiben schneiden. Garnelen und Zucchinischeiben abwechselnd auf einen Holzspieß stecken. Die Spieße mit nativem Olivenöl extra, Salz und Pfeffer beträufeln. Grillen Sie die Spieße 57 Minuten pro Seite oder bis die Garnelen goldbraun und durchgegart sind. Mit gehacktem frischem Basilikum dekorieren. Für die Spieße können Sie auch andere Gemüsesorten verwenden, zum Beispiel Paprika, Auberginen oder Zwiebeln. Wenn Sie möchten, können Sie die Spieße auch im Ofen statt auf dem Grill zubereiten.

Nährwerte (pro Portion):

Kalorien: 300 kcal

Protein: 35 gr

Fett: 15 gr

Kohlenhydrate: 5 gr

# GEFÜLLTE EIER MIT THUNFISCH UND GRIECHISCHER JOGHURT

Zubereitungszeit: 15 Minuten

Kochzeit: 10 Minuten

Dosierung: 1 Person

Zutaten:

2 Eier

50 g natürlicher Thunfisch

2 Esslöffel griechischer Joghurt

1 Esslöffel Kapern

Petersilie

gehackt (optional)

Salz und Pfeffer nach Geschmack

**Vorbereitung:**

Kochen Sie die Eier 10 Minuten lang in kochendem Wasser. Lassen Sie sie abtropfen und kühlen Sie sie unter kaltem Wasser ab. Die Eier schälen und der Länge nach halbieren. Entfernen Sie das Eigelb und geben Sie es in eine Schüssel. Den Thunfisch hacken und zum Eigelb geben. Griechischen Joghurt, Kapern, gehackte Petersilie (optional), Salz und Pfeffer hinzufügen. Gut mischen. Füllen Sie die Eiermulden mit der Thunfischmischung. Sofort servieren.

**Nährwerte (pro Portion):**

**Kalorien: 250 kcal**

**Protein: 25 gr**

**Fett: 15 gr**

**Kohlenhydrate: 5 gr**

# MEERESFRÜCHTESALAT MIT GEMÜSE

Zubereitungszeit: 20 Minuten

Kochzeit: 10 Minuten

Dosierung: 1 Person

Zutaten:

100 g gereinigte frische Garnelen

100g Calamari

1 mittelgroße Zucchini

1 Tomate

1 Esslöffel Öl

Natives Olivenöl extra

Gehacktes frisches Basilikum

Salz und Pfeffer nach Geschmack

Vorbereitung:

Garnelen und Tintenfisch waschen und mit saugfähigem Papier trocknen. Garnelen und Calamari in kochendem Wasser 5 Minuten kochen. Lassen Sie sie abtropfen und kühlen Sie sie ab. Die Zucchini waschen und in dünne Scheiben schneiden. Die Tomate in kleine Stücke schneiden. In einer Schüssel Garnelen, Calamari, Zucchini, Tomate, natives Olivenöl extra, gehacktes Basilikum, Salz und Pfeffer vermischen. Den Salat sofort servieren. Für den Salat können Sie auch andere Fisch- und Meeresfrüchtesorten verwenden. Wenn Sie möchten, können Sie die Garnelen und Calamari auch auf dem Grill kochen oder dämpfen, anstatt sie mit kochendem Wasser zu übergießen.

Nährwerte (pro Portion):

Kalorien: 350 kcal

Protein: 40 gr

Fett: 15 gr

Kohlenhydrate: 10 gr

# LACHS-CARPACCIO MIT JOGHURT UND SCHNITTLAUCHSAUCE

Zubereitungszeit: 15 Minuten

Kochzeit: 0 Minuten

Dosierung: 1 Person

Zutaten:

100 g geräucherter Lachs

100 g griechischer Joghurt

1 Esslöffel Zitronensaft

1 Esslöffel gehackter Schnittlauch

Salz und Pfeffer nach Geschmack

**Vorbereitung:**

Die Räucherlachsscheiben auf einem Servierteller anrichten. In einer Schüssel griechischen Joghurt, Zitronensaft, gehackten Schnittlauch, Salz und Pfeffer vermischen. Die Joghurtsauce über den Räucherlachs gießen. Sofort servieren.

**Nährwerte (pro Portion):**

**Kalorien: 300 kcal**

**Protein: 35 gr**

**Fett: 15 gr**

**Kohlenhydrate: 5 gr**

# ZUCCHINI-KRAPFEN MIT MINZE UND ZITRONE

Zubereitungszeit: 20 Minuten

Kochzeit: 10 Minuten

Dosierung: 1 Person


Zutaten:

1 mittelgroße Zucchini

1 Ei

2 Esslöffel Hafermehl

1 Esslöffel gehackte frische Minze

1 Esslöffel Zitronensaft

Salz und Pfeffer nach Geschmack

Natives Olivenöl extra

Olive zum Braten

Vorbereitung:

Zucchini waschen und reiben. In einer Schüssel geriebene Zucchini, Ei, Hafermehl, gehackte Minze, Zitronensaft, Salz und Pfeffer vermischen. Erhitzen Sie das native Olivenöl extra in einer beschichteten Pfanne. Geben Sie einen Löffel Pfannkuchenmischung in die Pfanne und braten Sie sie auf jeder Seite 23 Minuten lang oder bis sie goldbraun sind. Die Pfannkuchen auf saugfähigem Papier abtropfen lassen. Sofort servieren.

Nährwerte (pro Portion):

Kalorien: 250 kcal

Protein: 15 gr

Fett: 15 gr

Kohlenhydrate: 15 gr

# PFEFFERRÖLLEN MIT THUNFISCH UND SCHWARZEN OLIVEN

Zubereitungszeit: 25 Minuten

Kochzeit: 15 Minuten

Dosierung: 1 Person

Zutaten:

1 rote Paprika

50 g natürlicher Thunfisch

10 schwarze Oliven

1 Esslöffel Kapern

1 Esslöffel

gehackte Petersilie

Salz und Pfeffer nach Geschmack

Natives Olivenöl extra

Olive (optional)

Vorbereitung:

Die Paprika waschen und in etwa 2 cm breite Streifen schneiden. Die Paprikastreifen 5 Minuten in kochendem Wasser kochen. Lassen Sie sie abtropfen und kühlen Sie sie ab. Den Thunfisch hacken und mit den schwarzen Oliven, Kapern, gehackter Petersilie, Salz und Pfeffer vermischen. Auf jeden Paprikastreifen einen Löffel Thunfischmischung geben. Die Paprikastreifen zu Rollen formen. Die Brötchen mit nativem Olivenöl extra beträufeln (optional). Sofort servieren. Sie können der Thunfischmischung weitere Zutaten hinzufügen, beispielsweise Frischkäse oder Gewürze.

Nährwerte (pro Portion):

Kalorien: 350 kcal

Protein: 35 gr

Fett: 20 gr

Kohlenhydrate: 5 gr

# KONSOLIDIERUNGSPHASE

## QUINOA-SALAT MIT GEGRILLTEM GEMÜSE UND FETA

**Zubereitungszeit: 30 Minuten**

**Kochzeit: 20 Minuten**

**Dosierung: 1 Person**

**Zutaten:**

**50g Quinoa**

**1 mittelgroße Zucchini**

**1 mittelgroße Aubergine**

**1 rote Paprika**

**50 g Feta**

**1 Esslöffel Öl**

**Natives Olivenöl extra**

**Gehacktes frisches Basilikum**

**Salz und Pfeffer nach Geschmack**

**Vorbereitung:**

Spülen Sie den Quinoa unter fließendem Wasser ab. Quinoa in kochendem Salzwasser 15 Minuten kochen. Abgießen und abkühlen lassen. Das Gemüse waschen und in Scheiben schneiden. Grillen Sie das Gemüse 5-7 Minuten pro Seite oder bis es goldbraun und zart ist. Den Feta in Würfel schneiden. In einer Schüssel Quinoa, gegrilltes Gemüse, Feta, natives Olivenöl extra, gehacktes Basilikum, Salz und Pfeffer vermischen. Den Salat sofort servieren.

**Nährwerte (pro Portion):**

Kalorien: 450 kcal

Protein: 30 gr

Fett: 20 gr

Kohlenhydrate: 35 gr

# GANZE-BRUSCHETTA MIT TOMATEN UND FRISCHEM BASILIKUM

Zubereitungszeit: 15 Minuten

Kochzeit: 10 Minuten

Dosierung: 4 Bruschettas

Zutaten:

4 Scheiben Vollkornbrot

200g Kirschtomaten

10 frische Basilikumblätter

1 Knoblauchzehe

2 Esslöffel Öl

Natives Olivenöl extra

Salz und Pfeffer nach Geschmack

Vorbereitung:

Die Kirschtomaten in kleine Stücke schneiden. Das frische Basilikum hacken. Den gehackten Knoblauch in nativem Olivenöl extra 1 Minute anbraten. Die Kirschtomaten hinzufügen und 5 Minuten kochen lassen. Salz und Pfeffer nach Geschmack. Toasten Sie die Vollkornbrotscheiben. Die Brotscheiben mit der Kirschtomatenmischung bestreichen. Mit frischen Basilikumblättern dekorieren. Servieren Sie die Bruschetta sofort. Sie können für die Bruschetta auch andere Gemüsesorten verwenden, zum Beispiel Paprika, Auberginen oder Zwiebeln.

Nährwerte (pro Portion):

Kalorien: 250 kcal

Protein: 10 gr

Fett: 15 gr

Kohlenhydrate: 25 gr

# CAPRESE MIT TOMATEN HELLEN MOZZARELLA UND BASILIKUM

**Zubereitungszeit: 10 Minuten**

**Kochzeit: 0 Minuten**

**Dosierung: 1 Person**

**Zutaten:**

**1 reife Tomate**

**100 g heller Mozzarella**

**5 frische Basilikumblätter**

**Natives Olivenöl extra**

**Olive (optional)**

**Salz und Pfeffer nach Geschmack**

Vorbereitung:

Die Tomate waschen und in Scheiben schneiden. Den hellen Mozzarella in Scheiben schneiden. Die Tomaten- und Mozzarellascheiben abwechselnd auf einem Teller anrichten. Mit frischen Basilikumblättern dekorieren. Mit nativem Olivenöl extra beträufeln (optional). Salz und Pfeffer nach Geschmack. Die Caprese sofort servieren.

Nährwerte (pro Portion):

Kalorien: 250 kcal

Protein: 25 gr

Fett: 15 gr

Kohlenhydrate: 5 gr

**VOLLBROT-CANAPÉS INTEGRAL MIT AVOCADO UND RÄUCHER LACHS**

Zubereitungszeit: 15 Minuten

Kochzeit: 0 Minuten

Portionen: 2 Canapés

Zutaten:

2 Scheiben Vollkornbrot

1/2 reife Avocado

50 g geräucherter Lachs

Zitronensaft (optional)

Salz und Pfeffer nach Geschmack

**Vorbereitung:**

Toasten Sie die Vollkornbrotscheiben. Die Avocado mit einer Gabel zerdrücken und auf dem Toast verteilen. Den Räucherlachs mit der Avocado auf dem Brot anrichten. Mit Zitronensaft beträufeln (optional). Salz und Pfeffer nach Geschmack. Die Canapés sofort servieren. Für Canapés können Sie auch andere Brotsorten verwenden, etwa Roggenbrot oder Getreidebrot. Wenn Sie möchten, können Sie die Avocado 10 Minuten lang backen, bevor Sie sie zerdrücken.

**Nährwerte (pro Portion):**

**Kalorien: 350 kcal**

**Protein: 30 gr**

**Fett: 20 gr**

**Kohlenhydrate: 20 gr**

# BUCHWEIZENKRAPFEN MIT ZUCCHINI UND PARMESAN

**Zubereitungszeit: 20 Minuten**

**Kochzeit: 10 Minuten**

**Portionen: 4 Pfannkuchen**

**Zutaten:**

50 g Buchweizenmehl

1 mittelgroße Zucchini

30 g geriebener Parmesan

1 Ei

1 Esslöffel Magermilch

1 Esslöffel Öl

Natives Olivenöl extra

Salz und Pfeffer nach Geschmack

Vorbereitung:

Zucchini waschen und reiben. In einer Schüssel Buchweizenmehl, geriebenen Parmesan, Ei, Magermilch, natives Olivenöl extra, Salz und Pfeffer vermischen. Die geriebene Zucchini dazugeben und gut vermischen. Erhitzen Sie das native Olivenöl extra in einer beschichteten Pfanne. Geben Sie einen Löffel Pfannkuchenmischung in die Pfanne und braten Sie sie auf jeder Seite 23 Minuten lang oder bis sie goldbraun sind. Die Pfannkuchen auf saugfähigem Papier abtropfen lassen. Die Pfannkuchen sofort servieren.

Nährwerte (pro Portion):

Kalorien: 250 kcal

Protein: 15 gr

Fett: 15 gr

Kohlenhydrate: 20 gr

# LINSENSALAT MIT GERÖSTETEN PAPRIKA UND THUNFISCH

**Zubereitungszeit: 30 Minuten**

**Kochzeit: 20 Minuten**

**Dosierung: 1 Person**

**Zutaten:**

50 g getrocknete Linsen

1 rote Paprika

50 g natürlicher Thunfisch

1 Esslöffel Öl

Natives Olivenöl extra

Rote Zwiebel (optional)

Gehackte Petersilie (optional)

Salz und Pfeffer nach Geschmack

Vorbereitung:

Spülen Sie die Linsen unter fließendem Wasser ab. Die Linsen in kochendem Salzwasser 20 Minuten kochen. Lassen Sie sie abtropfen und kühlen Sie sie ab. Paprika waschen und in Streifen schneiden. Backen oder grillen Sie die Paprikastreifen 10 Minuten lang oder bis sie weich sind. Den Thunfisch hacken. In einer Schüssel Linsen, geröstete Paprika, Thunfisch, natives Olivenöl extra, Salz und Pfeffer vermischen. Gehackte rote Zwiebeln und gehackte Petersilie hinzufügen (optional). Den Salat sofort servieren. Für den Salat können Sie auch andere Hülsenfruchtsorten verwenden, zum Beispiel Kichererbsen oder Bohnen.

Nährwerte (pro Portion):

Kalorien: 400 kcal

Protein: 35 gr

Fett: 20 gr

Kohlenhydrate: 25 gr

# GEGRILLTE AUBERGINENROLLEN MIT KOCHSCHINKEN UND HELLEM KÄSE

Zubereitungszeit: 25 Minuten

Kochzeit: 15 Minuten

Dosierung: 2 Rollen

Zutaten:

1 mittelgroße Aubergine

50 g Kochschinken

50 g heller Käse

Frischer Basilikum (optional)

Natives Olivenöl extra

Olive (optional)

Salz und Pfeffer nach Geschmack

Vorbereitung:

Die Aubergine waschen und in dünne Längsscheiben schneiden. Die Auberginenscheiben auf jeder Seite 5 Minuten grillen oder bis sie weich sind. Lassen Sie sie abtropfen und kühlen Sie sie ab. Auf jede gegrillte Auberginenscheibe eine Scheibe Kochschinken legen. Fügen Sie eine Scheibe hellen Käse hinzu. Auberginenscheiben zu Rollen aufrollen. Mit frischem Basilikum dekorieren (optional). Mit nativem Olivenöl extra beträufeln (optional). Salz und Pfeffer nach Geschmack. Die Brötchen sofort servieren.

Nährwerte (pro Portion):

Kalorien: 300 kcal

Protein: 25 gr

Fett: 15 gr

Kohlenhydrate: 10 gr

# VOLLBROT-CROUTTONS MIT RICOTTA CREME UND GETROCKNETEN TOMATEN

**Zubereitungszeit: 15 Minuten**

**Kochzeit: 0 Minuten**

**Portionen: 4 Croutons**

**Zutaten:**

**4 Scheiben Vollkornbrot**

**100 g Ricotta**

**5 getrocknete Tomaten**

**Frischer Basilikum (optional)**

**Natives Olivenöl extra**

**Olive (optional)**

**Salz und Pfeffer nach Geschmack**

**Vorbereitung:**

Toasten Sie die Vollkornbrotscheiben. In einer Schüssel Ricotta, gehackte getrocknete Tomaten, gehacktes frisches Basilikum (optional), natives Olivenöl extra (optional), Salz und Pfeffer vermischen. Die Ricotta-Creme auf die Vollkornbrot-Croutons streichen. Die Croutons sofort servieren.

**Nährwerte (pro Portion):**

Kalorien: 250 kcal

Protein: 15 gr

Fett: 15 gr

Kohlenhydrate: 20 gr

# HÜHNERSALAT MIT MANGO, AVOCADO UND SONNENBLUMENKERNEN

**Zubereitungszeit: 20 Minuten**

**Garzeit: 10 Minuten (für Hähnchen)**

**Dosierung: 1 Person**

**Zutaten:**

**100g Hähnchenbrust**

**1/2 reife Mango**

**1/2 reife Avocado**

**1 Esslöffel Sonnenblumenkerne**

Limettensaft (optional)

**Natives Olivenöl extra**

Olive (optional)

**Salz und Pfeffer nach Geschmack**

Vorbereitung:

Die Hähnchenbrust auf dem Grill oder in einer Pfanne 10 Minuten garen. Das Hähnchen in kleine Stücke schneiden. Die Mango in kleine Stücke schneiden. Schneiden Sie die Avocado in kleine Stücke. In einer Schüssel Hühnchen, Mango, Avocado, Sonnenblumenkerne, Limettensaft (optional), natives Olivenöl extra (optional), Salz und Pfeffer vermischen. Den Salat sofort servieren. Für den Salat können Sie auch andere Früchte verwenden, zum Beispiel Ananas oder Papaya. Wenn Sie möchten, können Sie das Hähnchen auch im Ofen zubereiten. Nährwerte (pro Portion):

Kalorien: 450 kcal

Protein: 35 gr

Fett: 25 gr

Kohlenhydrate: 15 gr

# STABILISIERUNGSPHASE

## GRIECHISCHER SALAT MIT TOMATEN, GURKEN, PAPRIKA, OLIVEN UND FETA

**Zubereitungszeit: 20 Minuten**

**Kochzeit: 0 Minuten**

**Dosierung: 1 Person**

**Zutaten:**

1 reife Tomate

1/2 Gurke

1/2 grüne oder rote Paprika

10 schwarze Oliven

50 g Feta

1 Esslöffel natives Olivenöl extra

Frischer Oregano (optional)

Salz und Pfeffer nach Geschmack

**Vorbereitung:**

Tomate, Gurke und Paprika waschen. Die Tomate in Scheiben, die Gurke in Stücke und die Paprika in Streifen schneiden. Das Gemüse auf einem Servierteller anrichten. Fügen Sie die schwarzen Oliven und den zerbröckelten Feta hinzu. Mit nativem Olivenöl extra beträufeln. Mit frischem Oregano bestreuen (optional). Salz und Pfeffer nach Geschmack. Den Salat sofort servieren.

**Nährwerte (pro Portion):**

**Kalorien: 350 kcal**

**Protein: 25 gr**

**Fett: 20 gr**

**Kohlenhydrate: 10 gr**

## AVOCADO-CARPACCIO MIT GARNELEN UND MANGO

Zubereitungszeit: 20 Minuten

Kochzeit: 0 Minuten

Dosierung: 1 Person

Zutaten:

1/2 reife Avocado

5 gereinigte Garnelen

1/2 reife Mango

1 Esslöffel Limettensaft

1 Esslöffel Öl

Natives Olivenöl extra

Sesamsamen (optional)

Salz und Pfeffer nach Geschmack

**Vorbereitung:**

Die Avocado in dünne Scheiben schneiden. Die Avocadoscheiben auf einem Servierteller anrichten. Die Garnelen hacken und auf der Avocado anrichten. Die Mango in dünne Scheiben schneiden und auf den Garnelen anrichten. Mit Limettensaft und nativem Olivenöl extra beträufeln. Mit Sesamkörnern bestreuen (optional). Salz und Pfeffer nach Geschmack. Das Carpaccio sofort servieren.

**Nährwerte (pro Portion):**

**Kalorien: 400 kcal**

**Protein: 30 gr**

**Fett: 25 gr**

**Kohlenhydrate: 15 gr**

# GANZES-BRUSCHETTE MIT TOMATEN, BASILIKUM UND BÜFFELMOZZARELLA

Zubereitungszeit: 15 Minuten

Kochzeit: 10 Minuten

(zum Toasten von Brot)

Dosierung: 4 Bruschettas

Zutaten:

4 Scheiben Vollkornbrot

200g Kirschtomaten

10 frische Basilikumblätter

100 g Büffelmozzarella

Natives Olivenöl extra

Olive (optional)

Salz und Pfeffer nach Geschmack

**Vorbereitung:**

Toasten Sie die Vollkornbrotscheiben. Die Kirschtomaten waschen und in kleine Stücke schneiden. Das frische Basilikum hacken. Den Büffelmozzarella in Scheiben schneiden. Kirschtomaten, gehacktes Basilikum und Büffelmozzarella auf den gerösteten Brotscheiben anrichten. Mit nativem Olivenöl extra beträufeln (optional). Salz und Pfeffer nach Geschmack. Servieren Sie die Bruschetta sofort.

**Nährwerte (pro Portion):**

Kalorien: 350 kcal

Protein: 25 gr

Fett: 20 gr

Kohlenhydrate: 15 gr

# VOLLBROT-CANAPÉS MIT KICHERERBSEN-HUMMUS UND GEGRILLTEM GEMÜSE

**Zubereitungszeit: 25 Minuten**

**Kochzeit: 15 Minuten**

**(zum Grillen von Gemüse)**

**Portionen: 2 Canapés**

**Zutaten:**

**2 Scheiben Vollkornbrot**

**100 g gekochte Kichererbsen**

**1/2 Aubergine**

**1/2 rote Paprika**

**1 Esslöffel Zitronensaft**

**1 Knoblauchzehe**

**1 Esslöffel Tahini**

**Salz und Pfeffer nach Geschmack**

**Vorbereitung:**

Toasten Sie die Vollkornbrotscheiben. Aubergine und Paprika waschen. Die Aubergine in Scheiben und die Paprika in Streifen schneiden. Grillen Sie das Gemüse 10 Minuten lang oder bis es weich ist. In einer Küchenmaschine gekochte Kichererbsen, gegrilltes Gemüse, Zitronensaft, Knoblauch, Tahini, natives Olivenöl extra (optional), Salz und Pfeffer cremig mixen. Den Kichererbsen-Hummus auf den gerösteten Brotscheiben verteilen. Die Canapés sofort servieren.

**Nährwerte (pro Portion):**

Kalorien: 400 kcal

Protein: 30 gr

Fett: 25 gr

Kohlenhydrate: 15 gr

# ROLLEN ROHSCHINKEN MIT MELONE UND FRISCHKÄSE

**Zubereitungszeit: 15 Minuten**

**Kochzeit: 0 Minuten**

**Dosierung: 4 Rollen**

**Zutaten:**

**4 Scheiben Rohschinken**

**1/4 einer reifen Melone**

**100g Frischkäse**

**(wie Ricotta oder Robiola)**

**Frischer Basilikum (optional)**

**Salz und Pfeffer nach Geschmack**

Vorbereitung:

Die Melone in dünne Scheiben schneiden. Den Frischkäse auf den Melonenscheiben verteilen. Auf jede Melonenscheibe mit Frischkäse eine Scheibe Rohschinken legen. Melonenscheiben zu Rollen aufrollen. Mit frischem Basilikum dekorieren (optional). Salz und Pfeffer nach Geschmack. Die Brötchen sofort servieren.

Nährwerte (pro Portion):

Kalorien: 300 kcal

Protein: 20 gr

Fett: 15 gr

Kohlenhydrate: 15 gr

# QUINOA-FRITTER MIT SPINAT UND HELLEM KÄSE

**Zubereitungszeit: 20 Minuten**

**Kochzeit: 10 Minuten**

**Portionen: 4 Pfannkuchen**

**Zutaten:**

**50g Quinoa**

**100g Spinat**

**50 g Käse**

leicht gerieben

**1 Ei**

**1 Esslöffel Magermilch**

**1 Esslöffel Öl**

**Natives Olivenöl extra**

**Salz und Pfeffer nach Geschmack**

Vorbereitung:

Spülen Sie den Quinoa unter fließendem Wasser ab. Quinoa in kochendem Salzwasser 15 Minuten kochen. Abgießen und abkühlen lassen. Den Spinat waschen und in etwas kochendem Wasser 2 Minuten kochen. Den Spinat herausnehmen und gut ausdrücken. In einer Schüssel Quinoa, gehackten Spinat, geriebenen hellen Käse, Ei, Magermilch, natives Olivenöl extra, Salz und Pfeffer vermischen. Erhitzen Sie das native Olivenöl extra in einer beschichteten Pfanne. Geben Sie einen Löffel Pfannkuchenmischung in die Pfanne und braten Sie sie auf jeder Seite 23 Minuten lang oder bis sie goldbraun sind. Die Pfannkuchen auf saugfähigem Papier abtropfen lassen. Die Pfannkuchen sofort servieren. Nährwerte (pro Portion): Kalorien: 250 kcal

Protein: 20 gr

Fett: 10 gr

Kohlenhydrate: 20 gr

# THUNFISCHSALAT MIT CANNELLINI-BOHNEN, ROTEN ZWIEBELN UND PETERSILIE

**Zubereitungszeit: 20 Minuten**

**Kochzeit: 0 Minuten**

**Dosierung: 1 Person**

**Zutaten:**

**120 g natürlicher Thunfisch**

**100 g gekochte Cannellini-Bohnen**

**1/2 rote Zwiebel**

**Frische Petersilie**

**Natives Olivenöl extra**

**Olive (optional)**

**Zitronensaft (optional)**

**Salz und Pfeffer nach Geschmack**

**Vorbereitung:**

Den Thunfisch hacken. Spülen Sie die Cannellini-Bohnen unter fließendem Wasser ab. Die rote Zwiebel in dünne Scheiben schneiden. Die frische Petersilie hacken. In einer Schüssel Thunfisch, Cannellini-Bohnen, rote Zwiebeln, frische Petersilie, natives Olivenöl extra (optional), Zitronensaft (optional), Salz und Pfeffer vermischen. Den Salat sofort servieren.

**Nährwerte (pro Portion):**

**Kalorien: 400 kcal**

**Protein: 35 gr**

**Fett: 20 gr**

**Kohlenhydrate: 25 gr**

# VOLLBROT-CROUTTONS MIT FRISCHKÄSE UND KOCHSCHINKEN

**Zubereitungszeit: 15 Minuten**

**Kochzeit: 0 Minuten**

**Portionen: 4 Croutons**

**Zutaten:**

**4 Scheiben Vollkornbrot**

**100g Frischkäse**

**(wie Ricotta oder Robiola)**

**50 g Kochschinken**

**Frischer Basilikum (optional)**

**Natives Olivenöl extra**

**Olive (optional)**

**Salz und Pfeffer nach Geschmack**

**Vorbereitung:**

Toasten Sie die Vollkornbrotscheiben. In einer Schüssel Frischkäse, gehackten Kochschinken, gehacktes frisches Basilikum (optional), natives Olivenöl extra (optional), Salz und Pfeffer vermischen. Den Frischkäse und den Schinken auf den Vollkornbrotcroûtons verteilen. Die Croutons sofort servieren.

**Nährwerte (pro Portion):**

**Kalorien: 250 kcal**

**Protein: 20 gr**

**Fett: 15 gr**

**Kohlenhydrate: 15 gr**

# HÜHNERSALAT MIT AVOCADO, MAIS UND GRIECHISCHER JOGHURTSOSSE

Zubereitungszeit: 25 Minuten

Kochzeit: 10 Minuten

Dosierung: 1 Person

Zutaten:

100g Hähnchenbrust

1/2 reife Avocado

1 Esslöffel Mais

100 g griechischer Joghurt

Limettensaft (optional)

Natives Olivenöl extra

Olive (optional)

Salz und Pfeffer nach Geschmack

**Vorbereitung:**

Die Hähnchenbrust auf dem Grill oder in einer Pfanne 10 Minuten garen. Das Hähnchen in kleine Stücke schneiden. Schneiden Sie die Avocado in kleine Stücke. In einer Schüssel Hühnchen, Avocado, Mais, griechischen Joghurt, Limettensaft (optional), natives Olivenöl extra (optional), Salz und Pfeffer vermischen. Den Salat sofort servieren. Sie können dem Salat weitere Zutaten hinzufügen, beispielsweise Oliven, Tomaten oder Kräuter.

**Nährwerte (pro Portion):**

Kalorien: 450 kcal

Protein: 40 gr

Fett: 25 gr

Kohlenhydrate: 10 gr

# REZEPTE
# ERSTEN GÄNGE

# ANGRIFFSPHASE

**KONJAC PENNE MIT GENUESISCHEM PESTO**

Zubereitungszeit: 10 Minuten

Kochzeit: 5 Minuten

Dosierung: 1 Person

Zutaten:

100 g Konjakstifte

50 g genuesisches Pesto

25 g Kirschtomaten

Frischer Basilikum (optional)

Salz und Pfeffer nach Geschmack

**Vorbereitung:**

Spülen Sie die Konjakstifte ab: Spülen Sie die Konjakstifte unter fließendem Wasser ab, um jegliche Konservierungsflüssigkeit zu entfernen. Konjak-Penne kochen: Die Konjak-Penne in kochendem Wasser 23 Minuten kochen. Konjak-Penne abtropfen lassen: Die Konjak-Penne abgießen und gut abtropfen lassen. Konjak-Penne würzen: In einer Schüssel die Konjak-Penne mit dem Genueser Pesto würzen. Kirschtomaten hinzufügen: Die Kirschtomaten halbieren und zu der gewürzten Konjak-Penne geben.

Mit frischem Basilikum dekorieren (optional): Nach Belieben das Gericht mit frischen Basilikumblättern dekorieren. Salz und Pfeffer nach Geschmack: Salz und Pfeffer nach Geschmack. Die Konjak-Penne mit Genueser Pesto sofort kochend heiß servieren.

Nährwerte (pro Portion):

Kalorien: 125 kcal

Protein: 10 gr

Fett: 7,5 gr

Kohlenhydrate: 2,5 gr

# BLUMENKOHLRISOTTO MIT STEINPILZEN

**Zubereitungszeit: 20 Minuten**

**Kochzeit: 15 Minuten**

**Dosierung: 1 Person**

**Zutaten:**

1/4 Blumenkohl

50 g Steinpilze

1/2 Zwiebel

25 g geriebener Parmesan

Gemüsebrühe (optional)

Natives Olivenöl extra

Salz und Pfeffer nach Geschmack

**Vorbereitung:**

Blumenkohl schneiden: Den Blumenkohl in Röschen schneiden. Steinpilze waschen: Die Steinpilze waschen und in Scheiben schneiden. Zwiebel hacken: Die Zwiebel fein hacken. Zwiebel anbraten: In einer Pfanne das native Olivenöl extra erhitzen und die Zwiebel anbraten, bis sie glasig wird. Steinpilze hinzufügen: Die gehackten Steinpilze zur Zwiebel geben und 23 Minuten kochen lassen. Blumenkohl hinzufügen: Die Blumenkohlröschen in die Pfanne geben und etwa 5 Minuten kochen lassen. Gemüsebrühe hinzufügen (optional): Fügen Sie bei Bedarf etwas Gemüsebrühe hinzu, um das Garen des Blumenkohls zu erleichtern.

Blumenkohl kochen: Den Blumenkohl ca. 10 Minuten kochen, bis er weich ist. Den geriebenen Parmesan unterrühren: Die Pfanne vom Herd nehmen und das Risotto mit dem geriebenen Parmesan unterrühren. Salz und Pfeffer nach Geschmack: Salz und Pfeffer nach Geschmack. Sofort servieren: Das Blumenkohlrisotto mit Steinpilzen sofort kochend heiß servieren.

Nährwerte (pro Portion):

Kalorien: 150 kcal

Protein: 12,5 g

Fett: 7,5 gr

Kohlenhydrate: 5 gr

# ZUCCHINI.LASAGNE
# MIT PUTENSOBE

**Zubereitungszeit: 40 Minuten**

**Kochzeit: 45 Minuten**

**Dosierung: 1 Person**

**Zutaten**

**200 g Zucchini**

**200 g gehackter Truthahn**

**400 g geschälte Tomaten**

**1 Zwiebel**

**1 Knoblauchzehe**

**Frischer Basilikum**

**30 g Parmesan**

**leicht gerieben (optional)**

2 Esslöffel natives Olivenöl extra

Salz und Pfeffer nach Geschmack

Vorbereitung:

Ragù zubereiten (20 Minuten): Zwiebel und Knoblauch hacken. Die Zwiebel in Olivenöl anbraten, bis sie transparent ist. Knoblauch hinzufügen und 1 Minute kochen lassen. Fügen Sie gemahlenen Truthahn hinzu und kochen Sie ihn 10 Minuten lang zerkrümelt. Geschälte Tomaten, Basilikum, Salz und Pfeffer hinzufügen. Bei schwacher Hitze 20 Minuten unter Rühren kochen. Zucchini zubereiten (5 Minuten): Zucchini waschen und in dünne Scheiben (3 mm) schneiden. Lasagne zubereiten (10 Minuten): Eine erste Schicht Ragù in einer beschichteten Pfanne verteilen. Mit den Zucchinischeiben bedecken. Wiederholen Sie die Schichten und schließen Sie mit Ragù ab. Decken Sie die Pfanne mit Folie ab.

Im vorgeheizten Backofen bei 180 °C 30 Minuten backen. Decken Sie die Pfanne ab und bestreuen Sie sie mit Parmesan (optional). Weitere 15 Minuten goldbraun backen. Servieren (10 Minuten): Lassen Sie die Lasagne vor dem Servieren 10 Minuten ruhen.

Nährwerte (pro Portion):

Kalorien: 450 kcal

Protein: 40 gr

Fett: 25 gr

Kohlenhydrate: 10 gr

# BLUMENKOHLOMELETT MIT TOMATEN UND MOZZARELLA

**Zubereitungszeit: 20 Minuten**

**Kochzeit: 20 Minuten**

**Dosierung: 1 Person**

**Zutaten:**

**200g Blumenkohl**

**3 Eier**

**50 g heller Mozzarella**

**100g Kirschtomaten**

**Frischer Basilikum**

**1 Esslöffel Öl**

**Natives Olivenöl extra**

**Salz und Pfeffer nach Geschmack**

**Vorbereitung:**

**Bereiten Sie den Blumenkohl vor (10 Minuten): Waschen Sie den Blumenkohl und**

schneiden Sie ihn in Röschen. 10 Minuten dämpfen, bis es weich ist. Bereiten Sie das Omelett vor (10 Minuten): Schlagen Sie die Eier mit Salz und Pfeffer in einer Schüssel. Das Öl in einer beschichteten Pfanne erhitzen. Gießen Sie die Eiermischung in die Pfanne. Gleichmäßig verteilen. Das Omelett zusammenstellen (5 Minuten): Den gekochten Blumenkohl, die halbierten Kirschtomaten und den in Scheiben geschnittenen oder geriebenen Mozzarella auf dem Omelett anrichten. Kochen (15 Minuten): Decken Sie die Pfanne mit einem Deckel ab. Bei schwacher Hitze 15 Minuten kochen lassen. Überprüfen Sie den Gargrad und kochen Sie es, bis es goldbraun ist. Servieren (5 Minuten): Genießen Sie das Omelett heiß. Nährwerte (pro Portion): Kalorien: 300 kcal

Protein: 25 gr

Fett: 15 gr

Kohlenhydrate: 10 gr

# RÜHEI MIT LACHS UND SPINAT

Zubereitungszeit: 10 Minuten

Kochzeit: 5 Minuten

Dosierung: 1 Person

Zutaten:

2 Eier

100 g geräucherter Lachs

100 g frischer Spinat

1 Esslöffel Öl

Natives Olivenöl extra

Salz und Pfeffer nach Geschmack

Vorbereitung:

Öl anbraten: Das native Olivenöl extra in einer beschichteten Pfanne erhitzen.

Den Spinat kochen: Den gewaschenen Spinat hinzufügen und einige Minuten kochen lassen, bis er zusammengefallen ist. Den Lachs hinzufügen: Den in Streifen geschnittenen Räucherlachs hinzufügen und eine weitere Minute kochen lassen. Eier verquirlen: Die Eier in einer Schüssel mit einer Prise Salz und Pfeffer verquirlen. Eier hineingeben: Die geschlagenen Eier mit Spinat und Lachs in die Pfanne geben. Eier kochen: Die Rühreier bei mittlerer Hitze unter gelegentlichem Rühren kochen, bis die gewünschte Konsistenz erreicht ist. Servieren: Das Rührei mit Lachs und Spinat sofort servieren. Nährwerte (pro Portion):

Kalorien: 250 kcal

Protein: 25 gr

Fett: 15 gr

Kohlenhydrate: 0 gr

# THUNFISCHSALAT MIT TOMATEN UND OLIVEN

**Zubereitungszeit: 10 Minuten**

**Kochzeit: 0 Minuten**

**Dosierung: 1 Person**

**Zutaten:**

**120 g Thunfisch aus der Dose**

**1 mittelgroße Tomate**

**50 g entkernte schwarze Oliven**

**1 Esslöffel Öl**

**Natives Olivenöl extra**

**Frischer Oregano (optional)**

**Salz und Pfeffer nach Geschmack**

**Vorbereitung:**

Tomate schneiden: Die Tomate in kleine Stücke schneiden. Oliven hacken: Die schwarzen Oliven hacken. Den Salat zusammenstellen: In einer Schüssel den abgetropften Thunfisch, die Tomate, die Oliven, das native Olivenöl extra, den frischen Oregano (optional), Salz und Pfeffer vermischen. Zutaten mischen: Die Zutaten gut vermischen. Servieren: Den Thunfischsalat mit Tomaten und Oliven gekühlt servieren.

**Nährwerte (pro Portion):**

Kalorien: 200 kcal

Protein: 20 gr

Fett: 10 gr

Kohlenhydrate: 5 gr

# OMELETT MIT PILZEN UND KÄSE

**Zubereitungszeit: 10 Minuten**

**Kochzeit: 5 Minuten**

**Dosierung: 1 Person**

**Zutaten:**

**2 Eier**

**50 g Pilze**

**frisch (nach Wahl)**

**20 g Käse**

**geriebenes Licht**

**1 Esslöffel Butter**

**Salz und Pfeffer nach Geschmack**

Vorbereitung:

Butter anbraten: Die Butter in einer beschichteten Pfanne anbraten. Pilze kochen: Pilze waschen und in Scheiben schneiden. Geben Sie sie in die Pfanne und kochen Sie sie etwa 5 Minuten lang oder bis sie weich sind. Eier verquirlen: Die Eier in einer Schüssel mit einer Prise Salz und Pfeffer verquirlen. Eier hineingeben: Die geschlagenen Eier mit den Pilzen in die Pfanne geben. Mit Käse bestreuen: Mit leicht geriebenem Käse bestreuen. Das Omelett kochen: Das Omelett bei mittlerer Hitze kochen und in der Mitte falten, sobald die Ränder fester werden. Das Omelett mit Pilzen und Käse heiß servieren.

Nährwerte (pro Portion):

Kalorien: 280 kcal

Protein: 22 gr

Fett: 20 gr

Kohlenhydrate: 2 gr

# GEGRILLTEN HÜHNCHENSALAT MIT AVOCADO UND GURKEN

**Zubereitungszeit: 15 Minuten**

**Kochzeit: 10 Minuten**

**Dosierung: 1 Person**

**Zutaten:**

**150 g Hähnchenbrust**

**1/2 reife Avocado**

**1 mittelgroße Gurke**

**1 Esslöffel Öl**

**Natives Olivenöl extra**

**Zitronensaft (optional)**

**Salz und Pfeffer nach Geschmack**

Vorbereitung:

Braten Sie die Hähnchenbrust auf dem Grill oder in einer beschichteten Pfanne etwa 10 Minuten pro Seite oder bis sie goldbraun und durchgegart ist. Gurke schneiden: Die Gurke waschen und in dünne Scheiben schneiden. Avocado hacken: Die reife Avocado in eine Schüssel geben. Avocado würzen: Beträufeln Sie die Avocado mit etwas Zitronensaft (optional), damit sie nicht schwarz wird. Den Salat zusammenstellen: In einer großen Schüssel das in Scheiben geschnittene gegrillte Hähnchen, die in Scheiben geschnittenen Gurken, die gehackte Avocado, das native Olivenöl extra, Salz und Pfeffer nach Geschmack vermischen. Mischen Sie die Zutaten: Mischen Sie die Zutaten gut, um alles zu vermischen. Den gegrillten Hähnchensalat mit Avocado und Gurken gekühlt servieren. Nährwerte (pro Portion):

Kalorien: 300 kcal, Protein: 30 gr

Fett: 18 g, Kohlenhydrate: 5 g

# KREUZFAHRTPHASE

## BRESAOLA-SALAT MIT RUCOLA, PARMESAN UND MELONE

Zubereitungszeit: 10 Minuten

Kochzeit: 0 Minuten

Dosierung: 1 Person

Zutaten:

100g Bresaola

100g Rucola

50 g Parmesan

150 g Melone

Natives Olivenöl extra

Balsamico Essig

Salz und Pfeffer nach Geschmack

**Vorbereitung:**

Schneiden Sie die Melone in Scheiben und dann in Würfel. In einer Servierschüssel Rucola, geschnittene Bresaola, gewürfelte Melone und Parmesanflocken anrichten. Den Salat mit etwas nativem Olivenöl extra und Balsamico-Essig beträufeln. Mit Salz und Pfeffer abschmecken. Den Bresaola-Salat mit Rucola, Parmesan und Melone frisch servieren.

**Nährwerte (pro Portion):**

**Kalorien: 350 kcal**

**Protein: 30 gr**

**Fett: 15 gr**

**Kohlenhydrate: 5 gr**

# KONJAK-SPAGHETTI MIT MUSCHELN UND TOMATEN

**Zubereitungszeit: 15 Minuten**

**Kochzeit: 10 Minuten**

**Dosierung: 1 Person**

**Zutaten:**

**200 g Konjak-Spaghetti**

**200g Muscheln**

**200g Kirschtomaten**

**1 Knoblauchzehe**

**1/2 Glas trockener Weißwein**

**Frische Petersilie**

**Natives Olivenöl extra**

**Salz und Pfeffer nach Geschmack**

**Vorbereitung:**

**Spülen Sie die Muscheln sorgfältig unter**

fließendem Wasser ab, um eventuelle Verunreinigungen zu entfernen. In einer Pfanne das native Olivenöl extra erhitzen und den gehackten Knoblauch eine Minute lang anbraten. Die Muscheln in die Pfanne geben und mit dem Weißwein ablöschen. Decken Sie die Pfanne ab und kochen Sie die Muscheln etwa 5 Minuten lang oder bis sie sich öffnen. Die Kirschtomaten halbieren und zu den Muscheln geben. Noch ein paar Minuten kochen lassen. Die Konjak-Spaghetti abspülen und abtropfen lassen. Den abgetropften Konjak mit den Muscheln und Kirschtomaten in die Pfanne geben. Gut vermischen, um alles zu kombinieren. Nach Geschmack gehackte frische Petersilie, Salz und Pfeffer hinzufügen. Servieren Sie die Konjak-Spaghetti mit Muscheln und Kirschtomaten heiß. Nährwerte (pro Portion):

Kalorien: 250 kcal, Protein: 25 gr

Fett: 10 g, Kohlenhydrate: 5 g

# FENCHELCREME MIT GARNELEN

**Zubereitungszeit: 20 Minuten**

**Kochzeit: 30 Minuten**

**Dosierung: 1 Person**

**Zutaten:**

**200 g Fenchel**

**1/2 Zwiebel**

**1/2 mittelgroße Kartoffel**

**350 ml Gemüsebrühe**

**100 g gereinigte Garnelen**

**Natives Olivenöl extra**

**Salz und Pfeffer nach Geschmack**

**Vorbereitung:**

Fenchel, Zwiebel und Kartoffel waschen und putzen. Den Fenchel in kleine Stücke schneiden, die Zwiebel in Scheiben und die Kartoffel in Würfel schneiden. In einer Pfanne das native Olivenöl extra erhitzen und die Zwiebel einige Minuten anbraten. Den Fenchel und die Kartoffel dazugeben und etwa 5 Minuten kochen lassen, dabei gelegentlich umrühren. Mit der Gemüsebrühe aufgießen und aufkochen. Etwa 20 Minuten kochen lassen oder bis der Fenchel und die Kartoffel weich sind. Mischen Sie die Mischung mit einem Mixer, bis eine glatte Creme entsteht. Die Garnelen zur Sahne geben und eine weitere Minute kochen lassen. Mit Salz und Pfeffer abschmecken. Die Fenchelcreme mit den Garnelen heiß servieren. Nährwerte (pro Portion): Kalorien: 175 kcal, Protein: 15 gr

Fett: 7,5 gr

Kohlenhydrate: 5 gr

# LEICHTE FISCHSUPPE MIT GEMISCHTEM GEMÜSE

**Zubereitungszeit: 30 Minuten**

**Kochzeit: 40 Minuten**

**Dosierung: 1 Person**

**Zutaten:**

**250 g gemischter Fisch (inkl Kabeljau, Dorade, Makrele)**

**100 g gemischtes Gemüse (zwischen einschließlich Karotten, Zucchini, Kartoffeln)**

**1/2 Zwiebel**

**1/4 Knoblauchzehe**

**750 ml Gemüsebrühe**

**Natives Olivenöl extra**

**Frische Petersilie**

**Salz und Pfeffer nach Geschmack**

Vorbereitung:

Den Fisch waschen und putzen. Das Gemüse in kleine Stücke schneiden. In einer Pfanne das native Olivenöl extra erhitzen und die gehackte Zwiebel und den Knoblauch einige Minuten anbraten. Das gemischte Gemüse dazugeben und etwa 5 Minuten kochen lassen, dabei gelegentlich umrühren. Mit der Gemüsebrühe aufgießen und aufkochen. Etwa 20 Minuten kochen lassen oder bis das Gemüse weich ist. Den Fisch hinzufügen und weitere 10 Minuten garen, oder bis der Fisch gar ist. Mit Salz und Pfeffer abschmecken. Mit gehackter frischer Petersilie bestreuen. Servieren Sie die leichte Fischsuppe mit gemischtem Gemüse heiß. Nährwerte (pro Portion):

Kalorien: 125 kcal

Protein: 15 gr

Fett: 5 gr

Kohlenhydrate: 2,5 g

# THUNFISCH-PILZE-OMELETTE

**Zubereitungszeit: 10 Minuten**

**Kochzeit: 15 Minuten**

**Dosierung: 1 Person**

**Zutaten:**

**2 Eier**

**70 g natürlicher Thunfisch**

**50 g frische gemischte Pilze**

**1/2 kleine Zwiebel**

**1 Esslöffel Öl**

**Natives Olivenöl extra**

**Salz und Pfeffer nach Geschmack**

**Frische Petersilie**

**gehackt (optional)**

Vorbereitung:

Die Zwiebel fein hacken. Die Pilze waschen und in Scheiben schneiden. Das Öl in einer beschichteten Pfanne erhitzen. Die Zwiebel einige Minuten anbraten, bis sie weich wird. Die Pilze hinzufügen und 57 Minuten kochen lassen, dabei häufig umrühren. Den abgetropften und zerbröckelten Thunfisch dazugeben. In einer Schüssel die Eier mit einer Prise Salz und Pfeffer verquirlen. Die Eiermischung mit dem Thunfisch und den Pilzen in die Pfanne geben. Das Omelett bei schwacher Hitze etwa 5 Minuten kochen, bis der Boden eingedickt ist. Das Omelett halbieren und weitere 23 Minuten garen. und heiß servieren.

Ernährungswerte:

Kalorien: ca. 300 kcal

Protein: ca. 35 g

Fett: ca. 15 g

Kohlenhydrate: ca. 5 g

# LEICHTER KRÄUTER KÄSE OMELETT

**Zubereitungszeit: 5 Minuten**

**Kochzeit: 10 Minuten**

**Dosierung: 1 Person**

**Zutaten:**

**2 Eier**

**20 g heller Ricotta**

**30 g geriebener Käse**

**hell (Parmesan, Grana Padano)**

**Frischer Schnittlauch nach Geschmack**

**Salz und Pfeffer nach Geschmack**

**Natives Olivenöl extra**

**(um die Pfanne einzufetten)**

Vorbereitung:

In einer Schüssel die Eier mit einer Prise Salz und Pfeffer verquirlen. Ricotta, geriebenen Käse und gehackten Schnittlauch hinzufügen. Mischen Sie die Mischung gut. Einen Spritzer Öl in einer beschichteten Pfanne erhitzen. Die Eiermischung in die Pfanne geben und das Omelett bei schwacher Hitze etwa 5 Minuten lang braten, bis der Boden eingedickt ist. Das Omelett halbieren und weitere 23 Minuten garen. Heiß servieren. Das Gemüse und den Käse können Sie nach Belieben variieren. Für eine noch leichtere Variante können Sie statt ganzer Eier auch nur Eiweiß verwenden.

Ernährungswerte:

Kalorien: ca. 250 kcal

Protein: ca. 25 g

Fett: ca. 12 g

Kohlenhydrate: ca. 3 g

# ZUCCHINI-TAGLIATELLE MIT LINSENSAUCE

Zubereitungszeit: 30 Minuten

Kochzeit: 40 Minuten

Dosierung: 1 Person

Zutaten:

1 große Zucchini

100 g getrocknete Linsen

1/2 kleine Zwiebel

1 kleine Karotte

1 Stange Sellerie

1 Esslöffel Öl

Natives Olivenöl extra

1 Knoblauchzehe

1 geschälte Tomate

1 Lorbeerblatt

Salz und Pfeffer nach Geschmack

Frischer Basilikum

gehackt (optional)

Vorbereitung:

Die Linsen waschen und mindestens 2 Stunden einweichen. In der Zwischenzeit die Zucchini waschen und mit einem Kartoffelschäler oder einer Mandoline in dünne Streifen schneiden, so dass „Tagliatelle" entstehen. Zwiebel, Karotte und Sellerie fein hacken. Das Öl in einer Pfanne erhitzen. Zwiebel, Karotte und Sellerie einige Minuten anbraten, bis sie weich sind. Den gehackten Knoblauch hinzufügen und eine weitere Minute kochen lassen. Die abgespülten Linsen, die geschälte Tomate, das Lorbeerblatt, Salz und Pfeffer hinzufügen.

Den Topf abdecken und bei schwacher Hitze etwa 30 Minuten kochen lassen, dabei gelegentlich umrühren, bis die Linsen gar sind. Während das Ragù kocht, die Zucchini-Tagliatelle in kochendem Salzwasser 23 Minuten kochen. Die Zucchini abtropfen lassen und mit etwas Öl würzen. Die Zucchini-Tagliatelle mit dem heißen Linsenragù servieren und mit gehacktem frischem Basilikum bestreuen (optional).

Ernährungswerte:

Kalorien: ca. 400 kcal

Protein: ca. 30 g

Fett: ca. 15 g

Kohlenhydrate: ca. 10 g

# WARMER HÜHNERSALAT MIT PILZEN UND SOJA

**Zubereitungszeit: 20 Minuten**

**Kochzeit: 15 Minuten**

**Dosierung: 1 Person**

**Zutaten:**

**120g geschnittene Hähnchenbrust**

**100 g frische gemischte Pilze**

**2 Esslöffel Sojasauce**

**1 Esslöffel Öl**

**Natives Olivenöl extra**

**1/2 kleine Zwiebel**

**1 Knoblauchzehe**

**1/2 Zitrone**

Gemischter grüner Salat nach Geschmack

Sesamsamen (optional)

Vorbereitung:

Die Pilze waschen und in Scheiben schneiden. Zwiebel und Knoblauch fein hacken. Das Hähnchen mit Sojasauce, Öl, dem Saft einer halben Zitrone, Salz und Pfeffer mindestens 15 Minuten marinieren. Das Öl in einer beschichteten Pfanne erhitzen. Zwiebel und Knoblauch einige Minuten anbraten, bis sie weich sind. Die Pilze hinzufügen und 57 Minuten kochen lassen, dabei häufig umrühren. Fügen Sie das marinierte Hähnchen hinzu und kochen Sie es auf jeder Seite etwa 5 Minuten lang, bis es goldbraun und innen gar ist.

Bereiten Sie in der Zwischenzeit den Salat vor, indem Sie den Salat waschen und auf einen Teller legen. Die gekochten Pilze und das Hühnchen hinzufügen. Mit einem Schuss Öl und dem Saft einer halben Zitrone würzen. Mit Sesamkörnern bestreuen (optional) und warm servieren.

Ernährungswerte:

Kalorien: ca. 350 kcal

Protein: ca. 40 g

Fett: ca. 12 g

Kohlenhydrate: ca. 5 g

# KONSOLIDIERUNGSPHASE

## GEMÜSELASAGNE MIT HELLER BECHAMELLA

**Zubereitungszeit: 45 Minuten**

**Kochzeit: 45 Minuten**

**Dosierung: 1 Person**

**Zutaten:**

2 kleine Auberginen

1 mittelgroße Zucchini

1 rote Paprika

1 kleine Zwiebel

200 g helle Béchamelsauce (zubereitet

mit Magermilch und Vollkornmehl)

50 g heller Ricotta

50 g geriebener heller Parmesan

Gehackter frischer Basilikum (optional)

Salz und Pfeffer nach Geschmack

Natives Olivenöl extra

(um die Pfanne einzufetten)

Vorbereitung:

Auberginen, Zucchini und Paprika waschen. Die Auberginen der Länge nach in dünne Scheiben schneiden. Die Auberginen auf beiden Seiten einige Minuten grillen, bis sie leicht zusammengefallen sind. Zucchini und Paprika in dünne Scheiben schneiden. Die Zwiebel fein hacken. Einen Spritzer Öl in einer beschichteten Pfanne erhitzen. Die Zwiebel einige Minuten anbraten, bis sie weich wird. Zucchini und Paprika hinzufügen und 57 Minuten kochen lassen, dabei häufig umrühren. In einer Schüssel den hellen Ricotta mit dem geriebenen Parmesan und einer Prise Salz und Pfeffer vermischen. Bereiten Sie die helle Béchamelsauce gemäß den Anweisungen auf der Packung zu. Ein Backblech mit Öl einfetten. Legen Sie eine Schicht gegrillter Auberginen auf den Boden der Pfanne. Etwas helles Béchamel auf den Auberginen verteilen. Die Schicht gekochtes Gemüse (Zucchini und Paprika) darauf verteilen. Einen Löffel der Ricotta-Parmesan-Mischung hinzufügen. Wiederholen Sie die Schichten, bis Ihnen die Zutaten ausgehen. Mit einer Schicht heller Béchamel abschließen. Im vorgeheizten Backofen bei 180 °C ca. 30 Minuten garen, bis die Lasagne goldbraun ist und die Béchamelsauce überbacken ist. Aus dem Ofen nehmen und vor dem Servieren einige Minuten ruhen lassen.

Ernährungswerte:

Kalorien: ca. 450 kcal

Protein: ca. 35 g

Fett: ca. 20 g

Kohlenhydrate: ca. 15 g

# BLUMENKOHL-GARNELEN-RISOTTO

Zubereitungszeit: 25 Minuten

Kochzeit: 20 Minuten

Dosierung: 1 Person

Zutaten:

150 g Blumenkohl

100 g gereinigte Garnelen

1/2 kleine Zwiebel

1 Knoblauchzehe

1/2 Glas trockener Weißwein

400 ml leichte Gemüsebrühe

1 Esslöffel natives Olivenöl extra

Gehackte frische Petersilie

Salz und Pfeffer nach Geschmack

**Vorbereitung:**

**Den Blumenkohl waschen und in Röschen schneiden. Zwiebel und Knoblauch fein hacken. Zwiebel und Knoblauch in einer beschichteten Pfanne mit Öl einige Minuten anbraten, bis sie weich sind. Die Blumenkohlröschen dazugeben und unter häufigem Rühren 5 Minuten kochen lassen. Den Weißwein angießen und den Alkohol verdunsten lassen. Die heiße Gemüsebrühe hinzufügen und unter gelegentlichem Rühren etwa 15 Minuten kochen lassen, bis der Blumenkohl weich ist. In der Zwischenzeit die Garnelen in einer anderen beschichteten Pfanne mit etwas Öl auf jeder Seite einige Minuten braten, bis sie goldbraun sind.**

Die gekochten Garnelen zum Risotto geben und vorsichtig vermischen. Mit Salz und Pfeffer abschmecken. Schalten Sie den Herd aus und rühren Sie das Risotto mit einem Löffel Butter (optional) unter. Das Risotto heiß servieren und mit frisch gehackter Petersilie bestreut servieren.

Ernährungswerte:

Kalorien: ca. 450 kcal

Protein: ca. 40 g

Fett: ca. 15 g

Kohlenhydrate: ca. 30 g

# KÜRBISGNOCCHI MIT SOJARAGU

Zubereitungszeit: 40 Minuten

Kochzeit: 30 Minuten

Dosierung: 1 Person

Zutaten:

200 g Kürbis

50 g Vollkornmehl

1 Ei

1 Esslöffel geriebener Parmesan

Salz und Pfeffer nach Geschmack

Natives Olivenöl extra

(um die Pfanne einzufetten)

Für die Sojasauce:

100 g Tofu

1/2 kleine Zwiebel

1 Knoblauchzehe

2 Esslöffel Sojasauce

1 Esslöffel natives Olivenöl extra

1 geschälte Tomate

1/2 Glas helle Gemüsebrühe

Salz und Pfeffer nach Geschmack

Vorbereitung:

Den Kürbis waschen und in Stücke schneiden. Kochen Sie den Kürbis etwa 15 Minuten lang durch Dämpfen oder kochendes Wasser, bis er weich ist. Den Kürbis mit einer Gabel zerdrücken, um ein Püree zu erhalten. Vollkornmehl, Ei, geriebenen Parmesan, Salz und Pfeffer hinzufügen. Die Mischung gut durchkneten, bis ein glatter und weicher Teig entsteht. Bei Bedarf etwas Vollkornmehl oder Wasser hinzufügen, um die Konsistenz anzupassen. Mit nassen Händen Gnocchi formen. Die Gnocchi auf einem bemehlten Tablett anrichten.

Für die Sojasauce: Den Tofu mit den Händen zerbröseln. Zwiebel und Knoblauch fein hacken. Das Öl in einer beschichteten Pfanne erhitzen. Zwiebel und Knoblauch einige Minuten anbraten, bis sie weich sind. Den zerbröselten Tofu dazugeben und 5 Minuten kochen lassen, dabei häufig umrühren. Sojasauce, geschälte Tomate, Gemüsebrühe, Salz und Pfeffer hinzufügen. Die Sojasauce unter gelegentlichem Rühren etwa 15 Minuten lang kochen, bis sie dickflüssig ist. Gehacktes frisches Basilikum hinzufügen (optional). Kochen: Die Gnocchi in kochendem Salzwasser 23 Minuten kochen, bis sie an der Oberfläche schwimmen. Die Gnocchi abtropfen lassen und mit der scharfen Sojasauce würzen. Ernährungswerte:

Kalorien: ca. 400 kcal

Protein: ca. 35 g

Fett: ca. 15 g

Kohlenhydrate: ca. 20 g

# GANZE GANZE PASTA MIT HÜHNCHEN UND PILZEN

Zubereitungszeit: 25 Minuten

Kochzeit: 20 Minuten

Dosierung: 1 Person

Zutaten:

80 g Vollkornnudeln

120g geschnittene Hähnchenbrust

100 g frische gemischte Pilze

1/2 kleine Zwiebel

1 Knoblauchzehe

1 Esslöffel Öl

Natives Olivenöl extra

1/2 Glas Wein

trockenes Weiß (optional)

Gehackte frische Petersilie

Salz und Pfeffer nach Geschmack

Vorbereitung:

Die Pilze waschen und in Scheiben schneiden. Zwiebel und Knoblauch fein hacken. Das Hähnchen einige Minuten mit einer Prise Salz und Pfeffer marinieren. Das Öl in einer beschichteten Pfanne erhitzen. Zwiebel und Knoblauch einige Minuten anbraten, bis sie weich sind. Die Pilze hinzufügen und 57 Minuten kochen lassen, dabei häufig umrühren. Fügen Sie das marinierte Hähnchen hinzu und kochen Sie es auf jeder Seite etwa 5 Minuten lang, bis es goldbraun und innen gar ist. Mit trockenem Weißwein ablöschen (optional) und den Alkohol verdunsten lassen.

Die Vollkornnudeln in kochendem
Salzwasser für die auf der Packung
angegebene Zeit kochen. Lassen Sie die
Nudeln abtropfen und würzen Sie sie mit
einem Schuss Öl, damit sie nicht kleben
bleiben. Die Nudeln zum Hähnchen und den
Pilzen in die Pfanne geben und gut
vermischen. Mit Salz und Pfeffer
abschmecken. Die Nudeln heiß servieren und
mit gehackter frischer Petersilie bestreut
servieren.

Ernährungswerte:

Kalorien: ca. 400 kcal

Protein: ca. 35 g

Fett: ca. 15 g

Kohlenhydrate: ca. 25 g

# FISCHSUPPE MIT PERLGERSE

**Zubereitungszeit: 30 Minuten**

**Kochzeit: 40 Minuten**

**Dosierung: 1 Person**

**Zutaten:**

**200 g frischer gemischter Fisch**

**(Kabeljau, Dorade, Wolfsbarsch)**

**50 g Graupen**

**1/2 kleine Zwiebel**

**1 kleine Karotte**

**1 Stange Sellerie**

**1 Knoblauchzehe**

**1 geschälte Tomate**

1 Liter Gemüsebrühe

1 Esslöffel natives Olivenöl extra

Gehackte frische Petersilie

Salz und Pfeffer nach Geschmack

Vorbereitung:

Den Fisch waschen und in Stücke schneiden. Graupen waschen und mindestens 30 Minuten einweichen. Zwiebel, Karotte und Sellerie fein hacken. Zwiebel, Karotte und Sellerie in einer Pfanne mit Öl einige Minuten anbraten, bis sie weich sind. Den gehackten Knoblauch hinzufügen und eine weitere Minute kochen lassen. Die geschälte Tomate hinzufügen und mit einem Löffel zerdrücken. Die Gemüsebrühe dazugeben und aufkochen.

Die abgetropften Graupen hinzufügen und
etwa 20 Minuten kochen, bis sie weich sind.
Den Fisch dazugeben und weitere 10
Minuten garen, bis er gar ist. Mit Salz und
Pfeffer abschmecken. Die Suppe heiß
servieren und mit gehackter frischer
Petersilie bestreut servieren.

Ernährungswerte:

Kalorien: ca. 350 kcal

Protein: ca. 30 g

Fett: ca. 10 g

Kohlenhydrate: ca. 20 g

# GANZE-CANNELLONI MIT RICOTTA UND RÜBEN

**Zubereitungszeit: 40 Minuten**

**Kochzeit: 30 Minuten**

**Dosierung: 1 Person**

**Zutaten:**

**4 Vollkorn-Cannelloni**

**200 g Ricotta**

**150 g Mangold**

**1/2 kleine Zwiebel**

**1 Knoblauchzehe**

**1 Esslöffel geriebener Parmesan**

**1 Esslöffel natives Olivenöl extra**

**Helles Béchamel (mit Milch zubereitet**

**Mager- und Vollkornmehl)**

**Gehackte frische Petersilie**

**Salz und Pfeffer nach Geschmack**

**Vorbereitung:**

Die Rüben waschen und einige Minuten in kochendem Salzwasser kochen. Lassen Sie sie abtropfen und drücken Sie sie gut aus. Zwiebel und Knoblauch fein hacken. Zwiebel und Knoblauch in einer Pfanne mit Öl einige Minuten anbraten, bis sie weich sind. Die gehackten Rüben dazugeben und unter häufigem Rühren 5 Minuten kochen lassen. In einer Schüssel den Ricotta mit dem geriebenen Parmesan, einer Prise Salz und Pfeffer vermischen. Die gekochten Rüben dazugeben und gut vermischen. Die Vollkorn-Cannelloni in kochendem Salzwasser für die auf der Packung angegebene Zeit kochen.

Abtropfen lassen und mit der Ricotta-Mangold-Mischung füllen. Die Cannelloni auf einem Backblech anrichten. Die Cannelloni mit der hellen Béchamelsauce bedecken. Im vorgeheizten Backofen bei 180 °C ca. 20 Minuten garen, bis die Béchamelsauce gratiniert ist. Aus dem Ofen nehmen und vor dem Servieren einige Minuten ruhen lassen. Mit gehackter frischer Petersilie bestreuen.

Ernährungswerte:

Kalorien: ca. 400 kcal

Protein: ca. 35 g

Fett: ca. 15 g

Kohlenhydrate: ca. 25 g

# VOLLKORNKUCHEN MIT GEMÜSE DER SAISON

Zubereitungszeit: 45 Minuten

Kochzeit: 40 Minuten

Dosierung: 1 Person

Zutaten:

1 Rolle Vollkorn-Blätterteig

200 g Gemüse der Saison

(Zucchini, Paprika, Auberginen)

1/2 kleine Zwiebel

1 Knoblauchzehe

1 Esslöffel Öl

Natives Olivenöl extra

2 Eier

50 g Ricotta

50 g geriebener Parmesan

Gehackte frische Petersilie

Salz und Pfeffer nach Geschmack

Vorbereitung:

Saisongemüse waschen und in kleine Stücke schneiden. Zwiebel und Knoblauch fein hacken. Zwiebel und Knoblauch in einer Pfanne mit Öl einige Minuten anbraten, bis sie weich sind. Fügen Sie das Gemüse der Saison hinzu und kochen Sie es 1015 Minuten lang unter häufigem Rühren. In einer Schüssel die Eier mit Ricotta, geriebenem Parmesan, einer Prise Salz und Pfeffer verquirlen. Das gekochte Gemüse zur Ei-Ricotta-Mischung geben und gut vermischen. Den Vollkorn-Blätterteig ausrollen und ein Backblech auslegen.

Die Gemüse-Ricotta-Mischung auf den Blätterteig gießen. Im vorgeheizten Backofen bei 180 °C etwa 40 Minuten backen, bis der herzhafte Kuchen goldbraun ist. Aus dem Ofen nehmen und vor dem Servieren einige Minuten ruhen lassen. Mit gehackter frischer Petersilie bestreuen.

Ernährungswerte:

Kalorien: ca. 450 kcal

Protein: ca. 30 g

Fett: ca. 20 g

Kohlenhydrate: ca. 30 g

# GANZE GANZE NUDEL UND HÜLSENSUPPE

Zubereitungszeit: 30 Minuten

Kochzeit: 40 Minuten

Dosierung: 1 Person

Zutaten:

50 g Vollkornnudeln

100 g gemischte Hülsenfrüchte

(z.B. Kichererbsen, Linsen, Bohnen)

1/2 kleine Zwiebel

1 kleine Karotte, 1 Selleriestange

1 Knoblauchzehe, 1 geschälte Tomate

1 Liter Gemüsebrühe

1 Esslöffel natives Olivenöl extra

Gehackte frische Petersilie

Salz und Pfeffer nach Geschmack

**Vorbereitung:**

Die gemischten Hülsenfrüchte abspülen und mindestens 30 Minuten einweichen. Zwiebel, Karotte und Sellerie fein hacken. Zwiebel, Karotte und Sellerie in einer Pfanne mit Öl einige Minuten anbraten, bis sie weich sind. Den gehackten Knoblauch hinzufügen und eine weitere Minute kochen lassen. Die geschälte Tomate hinzufügen und mit einem Löffel zerdrücken. Die Gemüsebrühe dazugeben und aufkochen. Die abgetropften Hülsenfrüchte hinzufügen und etwa 20 Minuten kochen, bis sie weich sind. Die Vollkornnudeln dazugeben und für die auf der Packung angegebene Zeit garen. Mit Salz und Pfeffer abschmecken. Die Suppe heiß servieren und mit frisch gehackter Petersilie bestreut servieren. Nährwerte: Kalorien: ca. 350 kcal

Protein: ca. 30 g, Fett: ca. 10 g

Kohlenhydrate: ca. 25 g

# STABILISIERUNGSPHASE

## GANZE GANZE PASTA MIT TOMATEN UND BASILIKUM

Zubereitungszeit: 20 Minuten

Kochzeit: 20 Minuten

Dosierung: 1 Person

Zutaten:

80 g Vollkornnudeln

400 g geschälte Tomaten

1/2 kleine Zwiebel

1 Knoblauchzehe

1 Esslöffel natives Olivenöl extra

Gehacktes frisches Basilikum

Salz und Pfeffer nach Geschmack

**Vorbereitung:**

Die geschälten Tomaten waschen und in kleine Stücke schneiden. Zwiebel und Knoblauch fein hacken. Zwiebel und Knoblauch in einer Pfanne mit Öl einige Minuten anbraten, bis sie weich sind. Die geschälten Tomaten, eine Prise Salz und Pfeffer hinzufügen. Unter gelegentlichem Rühren etwa 15 Minuten kochen lassen, bis die Sauce dickflüssig ist. Die Vollkornnudeln in kochendem Salzwasser für die auf der Packung angegebene Zeit kochen. Die Nudeln abgießen und mit der Tomatensauce würzen. Den gehackten frischen Basilikum dazugeben und gut vermischen. Die Nudeln heiß servieren.

**Ernährungswerte:**

Kalorien: ca. 350 kcal

Protein: ca. 25 g

Fett: ca. 10 g

Kohlenhydrate: ca. 30 g

# GEMISCHTEN PILZ RISOTTO

**Zubereitungszeit: 25 Minuten**

**Kochzeit: 20 Minuten**

**Dosierung: 1 Person**

**Zutaten:**

**80 g Carnaroli-Reis**

**100 g frische gemischte Pilze**

**1/2 kleine Zwiebel**

**1 Knoblauchzehe**

**1 Esslöffel natives Olivenöl extra**

**1/2 Glas trockener Weißwein (optional)**

**400 ml leichte Gemüsebrühe**

**Gehackte frische Petersilie**

**Salz und Pfeffer nach Geschmack**

**Vorbereitung:**

Die Pilze waschen und in Scheiben schneiden. Zwiebel und Knoblauch fein hacken. Zwiebel und Knoblauch in einer beschichteten Pfanne mit Öl einige Minuten anbraten, bis sie weich sind. Die Pilze hinzufügen und 57 Minuten kochen lassen, dabei häufig umrühren. Mit trockenem Weißwein ablöschen (optional) und den Alkohol verdunsten lassen. Den Carnaroli-Reis dazugeben und eine Minute rösten. Die heiße Gemüsebrühe löffelweise unter ständigem Rühren dazugeben und etwa 15 Minuten kochen lassen, bis der Reis cremig ist. Mit Salz und Pfeffer abschmecken. Schalten Sie den Herd aus und rühren Sie das Risotto mit einem Löffel Butter (optional) unter. Das Risotto heiß servieren und mit frisch gehackter Petersilie bestreut servieren. Ernährungswerte:

Kalorien: ca. 400 kcal, Proteine: ca. 30 g

Fett: ca. 15 g, Kohlenhydrate: ca. 25 g

# GEMISCHTE HÜLSENSUPPE

Zubereitungszeit: 40 Minuten

Kochzeit: 40 Minuten

Dosierung: 1 Person

Zutaten:

100 g gemischte Hülsenfrüchte

(Kichererbsen, Linsen, Bohnen)

1/2 kleine Zwiebel

1 kleine Karotte

1 Stange Sellerie

1 Knoblauchzehe

1 geschälte Tomate

1 Liter Gemüsebrühe

1 Esslöffel natives Olivenöl extra

Gehackte frische Petersilie

Salz und Pfeffer nach Geschmack

**Vorbereitung:**

Die gemischten Hülsenfrüchte abspülen und mindestens 30 Minuten einweichen. Zwiebel, Karotte und Sellerie fein hacken. Zwiebel, Karotte und Sellerie in einer Pfanne mit Öl einige Minuten anbraten, bis sie weich sind. Den gehackten Knoblauch hinzufügen und eine weitere Minute kochen lassen. Die geschälte Tomate hinzufügen und mit einem Löffel zerdrücken. Die Gemüsebrühe dazugeben und aufkochen. Die abgetropften Hülsenfrüchte hinzufügen und etwa 20 Minuten kochen, bis sie weich sind. Mit Salz und Pfeffer abschmecken. Die Suppe heiß servieren und mit gehackter frischer Petersilie bestreut servieren.

**Ernährungswerte:**

Kalorien: ca. 350 kcal

Protein: ca. 30 g

Fett: ca. 10 g

Kohlenhydrate: ca. 25 g

# VOLLKORN-PENNE MIT AUBERGINEN, GETROCKNETEN TOMATEN UND BASILIKUM

Zubereitungszeit: 30 Minuten

Kochzeit: 30 Minuten

Dosierung: 1 Person

Zutaten:

80 g Vollkorn-Penne

1 kleine Aubergine

5 getrocknete Tomaten

1/2 kleine Zwiebel

1 Knoblauchzehe

1 Esslöffel natives Olivenöl extra

Gehacktes frisches Basilikum

Salz und Pfeffer nach Geschmack

**Vorbereitung:**

Aubergine waschen und in Würfel schneiden. Die getrockneten Tomaten 10 Minuten lang in warmem Wasser einweichen. Zwiebel und Knoblauch fein hacken. Zwiebel und Knoblauch in einer Pfanne mit Öl einige Minuten anbraten, bis sie weich sind. Die gewürfelten Auberginen dazugeben und unter häufigem Rühren 10 Minuten kochen lassen. Die getrockneten, ausgepressten und in Stücke geschnittenen Tomaten dazugeben. Unter leichtem Rühren weitere 5 Minuten kochen lassen. Die Vollkorn-Penne in kochendem Salzwasser für die auf der Packung angegebene Zeit garen. Die Nudeln abgießen und mit der Auberginen- und getrockneten Tomatensauce würzen. Den gehackten frischen Basilikum dazugeben und gut vermischen. Die Penne heiß servieren.

**Ernährungswerte:**

Kalorien: ca. 400 kcal, Protein: ca. 25 g

Fett: ca. 15 g, Kohlenhydrate: ca. 30 g

# RICOTTA-SPINAT-GNOCCHI

**Zubereitungszeit: 30 Minuten**

**Kochzeit: 20 Minuten**

**Dosierung: 1 Person**

**Zutaten:**

**200 g Ricotta**

**100 g Spinat**

**50 g Vollkornmehl**

**1 Ei**

**1 Prise Muskatnuss**

**Salz und Pfeffer nach Geschmack**

**Vorbereitung:**

Den Spinat waschen und in kochendem Salzwasser eine Minute kochen. Lassen Sie sie abtropfen und drücken Sie sie gut aus. In einer Schüssel Ricotta, Ei, Vollkornmehl, eine Prise Muskatnuss, Salz und Pfeffer vermischen. Den gehackten Spinat dazugeben und gut vermischen. Aus der entstandenen Masse Gnocchi formen. Die Gnocchi in kochendem Salzwasser einige Minuten kochen, bis sie an der Oberfläche schwimmen. Die Gnocchi abtropfen lassen und mit etwas Öl und einer Prise geriebenem Parmesan (optional) würzen.

**Ernährungswerte:**

Kalorien: ca. 400 kcal

Protein: ca. 35 g

Fett: ca. 15 g

Kohlenhydrate: ca. 20 g

# PENNE MIT GEGRILLTEM GEMÜSE UND FETA

Zubereitungszeit: 20 Minuten

Kochzeit: 20 Minuten

Dosierung: 1 Person

Zutaten:

80 g Vollkorn-Penne

1 kleine Zucchini

1 kleiner Pfeffer

1 kleine Aubergine

100 g Feta

1 Esslöffel natives Olivenöl extra

Gehacktes frisches Basilikum

Salz und Pfeffer nach Geschmack

**Vorbereitung:**

Das Gemüse waschen und in Streifen schneiden. Das Gemüse etwa 10 Minuten grillen, dabei häufig wenden. Die Vollkorn-Penne in kochendem Salzwasser für die auf der Packung angegebene Zeit garen. Den Feta in einer Pfanne mit etwas Öl eine Minute schmelzen. Die Nudeln abgießen und mit dem gegrillten Gemüse und dem geschmolzenen Feta würzen. Den gehackten frischen Basilikum dazugeben und gut vermischen. Die Penne heiß servieren.

**Ernährungswerte:**

Kalorien: ca. 450 kcal

Protein: ca. 30 g

Fett: ca. 20 g

Kohlenhydrate: ca. 25 g

## GANZES RISOTTO MIT ZUCCHINI UND GARNELEN

Zubereitungszeit: 25 Minuten

Kochzeit: 20 Minuten

Dosierung: 1 Person

Zutaten:

80 g Vollkorn-Carnaroli-Reis

100 g Zucchini

100 g gereinigte Garnelen

1/2 kleine Zwiebel

1 Knoblauchzehe

1 Esslöffel natives Olivenöl extra

1/2 Glas trockener Weißwein (optional)

**400 ml leichte Gemüsebrühe**

**Gehackte frische Petersilie**

**Salz und Pfeffer nach Geschmack**

**Vorbereitung:**

Die Zucchini waschen und in Würfel schneiden. Garnelen schälen und putzen. Zwiebel und Knoblauch fein hacken. Zwiebel und Knoblauch in einer beschichteten Pfanne mit Öl einige Minuten anbraten, bis sie weich sind. Die gewürfelten Zucchini dazugeben und unter häufigem Rühren 57 Minuten kochen lassen. Mit trockenem Weißwein ablöschen (optional) und den Alkohol verdunsten lassen. Den Vollkorn-Carnaroli-Reis dazugeben und eine Minute rösten. Die heiße Gemüsebrühe löffelweise unter ständigem Rühren dazugeben und etwa 15 Minuten kochen lassen, bis der Reis cremig ist.

Die Garnelen hinzufügen und weitere 23 Minuten kochen lassen. Mit Salz und Pfeffer abschmecken. Schalten Sie den Herd aus und rühren Sie das Risotto mit einem Löffel Butter (optional) unter. Das Risotto heiß servieren und mit frisch gehackter Petersilie bestreut servieren.

Ernährungswerte:

Kalorien: ca. 500 kcal

Protein: ca. 40 g

Fett: ca. 20 g

Kohlenhydrate: ca. 30 g

# GANZE GANZE TORTELLINI MIT PUTENRAGOUT

**Zubereitungszeit: 45 Minuten**

**Kochzeit: 40 Minuten**

**Dosierung: 1 Person**

**Zutaten:**

**200 g Vollkorn-Tortellini**

**200 g gehackter Truthahn**

**1/2 kleine Zwiebel**

**1 kleine Karotte**

**1 Stange Sellerie**

**1 Knoblauchzehe**

**400 g geschälte Tomaten**

**1 Esslöffel natives Olivenöl extra**

**Gehacktes frisches Basilikum**

**Salz und Pfeffer nach Geschmack**

**Vorbereitung:**

Zwiebel, Karotte und Sellerie fein hacken. Zwiebel, Karotte und Sellerie in einer Pfanne mit Öl einige Minuten anbraten, bis sie weich sind. Den gehackten Knoblauch hinzufügen und eine weitere Minute kochen lassen. Fügen Sie das Putenhackfleisch hinzu und kochen Sie es unter häufigem Rühren etwa 5 Minuten lang. Die geschälten Tomaten, eine Prise Salz und Pfeffer hinzufügen. Unter gelegentlichem Rühren etwa 20 Minuten kochen lassen, bis der Ragù dick ist. Die Vollkorn-Tortellini in kochendem Salzwasser für die auf der Packung angegebene Zeit garen. Die Tortellini abtropfen lassen und mit dem Putenragù würzen. Den gehackten frischen Basilikum dazugeben und gut vermischen. Die Tortellini heiß servieren. Ernährungswerte:

Kalorien: ca. 600 kcal, Proteine: ca. 50 g

Fett: ca. 25 g, Kohlenhydrate: ca. 40 g

# REZEPTE
# ZWEITEN GÄNGE

# ANGRIFFSPHASE

## LACHSFILET MIT ZITRONE GEGRILLTEM GEMÜSE

Zubereitungszeit: 20 Minuten

Kochzeit: 20 Minuten

Dosierung: 1 Person

Zutaten:

150 g Lachsfilet

1 Zitrone

1 Esslöffel natives Olivenöl extra

Gehackte frische Petersilie

Salz und Pfeffer nach Geschmack

Gegrilltes Gemüse nach Geschmack

(Zucchini, Paprika, Auberginen)

**Vorbereitung:**

Das Lachsfilet waschen und mit Küchenpapier gut trocknen. Den Lachs von beiden Seiten salzen und pfeffern. Drücken Sie den Saft einer Zitrone auf den Lachs und massieren Sie ihn sanft ein. Erhitzen Sie das native Olivenöl extra in einer beschichteten Pfanne. Das Lachsfilet auf jeder Seite etwa 5 Minuten braten, bis es goldbraun und durchgegart ist. In der Zwischenzeit das Gemüse nach Belieben grillen. Das Lachsfilet mit dem Grillgemüse servieren und mit gehackter frischer Petersilie garnieren.

**Ernährungswerte:**

Kalorien: ca. 450 kcal

Protein: ca. 40 g

Fett: ca. 20 g

Kohlenhydrate: ca. 5 g

# GEBACKENE HÄHNCHENBRUST MIT AROMATISCHEN KRÄUTERN

**Zubereitungszeit: 20 Minuten**

**Kochzeit: 30 Minuten**

**Dosierung: 1 Person**

**Zutaten:**

**150 g Hähnchenbrust**

**1 Esslöffel Öl**

**Natives Olivenöl extra**

**1 Knoblauchzehe**

**Frischer Rosmarin**

**Frischer Salbei**

**Frischer Thymian**

**Salz und Pfeffer nach Geschmack**

**Vorbereitung:**

Den Backofen auf 180°C vorheizen. Die Hähnchenbrust waschen und mit Küchenpapier gut trocknen. In einer Schüssel das native Olivenöl extra, den gehackten Knoblauch, den frischen Rosmarin, den frischen Salbei und den frischen Thymian vermischen. Die Hähnchenbrust von beiden Seiten salzen und pfeffern. Die Hähnchenbrust mit der Kräutermischung bestreichen. Die Hähnchenbrust etwa 30 Minuten im Ofen garen, bis sie goldbraun und durchgegart ist. Servieren Sie die Hähnchenbrust mit einer Gemüsebeilage Ihrer Wahl.

**Ernährungswerte:**

Kalorien: ca. 350 kcal

Protein: ca. 45 g

Fett: ca. 15 g

Kohlenhydrate: ca. 0 g

# SPARGEL-PILZ-OMELETTEN

Zubereitungszeit: 15 Minuten

Kochzeit: 10 Minuten

Dosierung: 1 Person

Zutaten:

2 Eier

100 g Spargel

50 g gemischte Pilze

1/2 kleine Zwiebel

1 Esslöffel Öl

Natives Olivenöl extra

Gehackte frische Petersilie

Salz und Pfeffer nach Geschmack

## Vorbereitung:

Den Spargel waschen und in kleine Stücke schneiden. Die Pilze waschen und in Scheiben schneiden. Die Zwiebel fein hacken. Die Zwiebel in einer beschichteten Pfanne mit Öl einige Minuten anbraten, bis sie weich wird. Den Spargel und die Pilze dazugeben und unter häufigem Rühren 5 Minuten kochen lassen. In einer Schüssel die Eier mit einer Prise Salz und Pfeffer verquirlen. Die Eiermischung mit dem Spargel und den Pilzen in die Pfanne geben. Kochen Sie das Omelett etwa 5 Minuten lang, bis es gar ist. Das Omelett halbieren und servieren. Mit gehackter frischer Petersilie garnieren.

## Ernährungswerte:

Kalorien: ca. 300 kcal

Protein: ca. 30 g

Fett: ca. 15 g

Kohlenhydrate: ca. 5 g

# GEDÄMPFTER LACHS MIT ZITRONENSAUCE KRÄUTER

Zubereitungszeit: 15 Minuten

Kochzeit: 10 Minuten

Dosierung: 1 Person

Zutaten:

150 g Lachsfilet

1 Zitrone

1 Esslöffel Öl

Natives Olivenöl extra

Gehackte frische Petersilie

Gehackter frischer Dill

Salz und Pfeffer nach Geschmack

**Vorbereitung:**

Das Lachsfilet waschen und mit Küchenpapier gut trocknen. Den Lachs von beiden Seiten salzen und pfeffern. Den Lachs etwa 10 Minuten lang dämpfen, bis er gar ist. In der Zwischenzeit die Zitronen-Kräuter-Sauce zubereiten: In einer Schüssel den Saft einer Zitrone, das native Olivenöl extra, die gehackte frische Petersilie und den gehackten frischen Dill vermischen. Den gedämpften Lachs mit der Zitronen-Kräuter-Sauce servieren.

**Ernährungswerte:**

Kalorien: ca. 350 kcal

Protein: ca. 40 g

Fett: ca. 15 g

Kohlenhydrate: ca. 0 g

# GEGRILLTES RINDERFILET MIT GERÖSTETEN TOMATEN

**Zubereitungszeit: 20 Minuten**

**Kochzeit: 20 Minuten**

**Dosierung: 1 Person**

**Zutaten:**

**150 g Rinderfilet**

**2 Tomaten**

**1 Esslöffel Öl**

**Natives Olivenöl extra**

**Frischer Rosmarin**

**Frischer Salbei**

**Salz und Pfeffer nach Geschmack**

**Vorbereitung:**

Das Rinderfilet waschen und mit Küchenpapier gut trocknen. Das Rinderfilet von beiden Seiten salzen und pfeffern. Die Tomaten waschen und halbieren. Mischen Sie in einer Schüssel das native Olivenöl extra, frischen Rosmarin und frischen Salbei. Die Tomaten mit der Kräutermischung bestreichen. Das gegrillte Rinderfilet auf jeder Seite etwa 5 Minuten braten, bis es goldbraun und durchgegart ist. In der Zwischenzeit die Tomaten im Ofen bei 180 °C ca. 15 Minuten garen, bis sie geröstet sind. Das Rinderfilet mit den gerösteten Tomaten servieren.

**Ernährungswerte:**

Kalorien: ca. 400 kcal

Protein: ca. 45 g

Fett: ca. 20 g

Kohlenhydrate: ca. 5 g

# GEGRILLTER SCHWERTFISCH MIT SPINATSEITE

Zubereitungszeit: 20 Minuten

Kochzeit: 15 Minuten

Dosierung: 1 Person

Zutaten:

150 g Schwertfisch

200 g Spinat

1 Knoblauchzehe

1 Esslöffel Öl

Natives Olivenöl extra

Salz und Pfeffer nach Geschmack

Vorbereitung:

Den Schwertfisch waschen und mit Küchenpapier gut trocknen. Den Schwertfisch von beiden Seiten salzen und pfeffern. Den Schwertfisch auf jeder Seite etwa 5 Minuten grillen, bis er goldbraun und durchgegart ist. In der Zwischenzeit den Spinat waschen und in kochendem Salzwasser eine Minute kochen. Lassen Sie sie abtropfen und drücken Sie sie gut aus. In einer Pfanne das native Olivenöl extra erhitzen und den gehackten Knoblauch eine Minute lang anbraten. Den Spinat dazugeben und unter häufigem Rühren 5 Minuten kochen lassen. Den Schwertfisch mit dem sautierten Spinat servieren.

Ernährungswerte:

Kalorien: ca. 350 kcal

Protein: ca. 40 g

Fett: ca. 15 g

Kohlenhydrate: ca. 5 g

# THUNFISCHSALAT MIT TOMATEN UND GURKEN

Zubereitungszeit: 10 Minuten

Kochzeit: 0

Dosierung: 1 Person

Zutaten:

150g Thunfisch aus der Dose

100 g Kirschtomaten

1 Gurke

1/2 rote Zwiebel

1 Esslöffel Öl

Natives Olivenöl extra

Gehackte frische Petersilie

Salz und Pfeffer nach Geschmack

**Vorbereitung:**

Die Kirschtomaten waschen und halbieren. Die Gurke waschen und in dünne Scheiben schneiden. Die rote Zwiebel fein hacken. In einer Schüssel Thunfisch, Kirschtomaten, Gurke, rote Zwiebel, natives Olivenöl extra, gehackte frische Petersilie, Salz und Pfeffer nach Geschmack vermischen. Den frischen Thunfischsalat servieren.

**Ernährungswerte:**

Kalorien: ca. 350 kcal

Protein: ca. 40 g

Fett: ca. 20 g

Kohlenhydrate: ca. 5 g

# GEBACKENES KABELJAU-FILET MIT TOMATEN UND OREGANO

Zubereitungszeit: 15 Minuten

Kochzeit: 20 Minuten

Dosierung: 1 Person

Zutaten:

150 g Kabeljaufilet

100 g Kirschtomaten

1 Esslöffel Öl

Natives Olivenöl extra

Frisches Oregano

Salz und Pfeffer nach Geschmack

**Vorbereitung:**

Den Backofen auf 180°C vorheizen. Das Kabeljaufilet waschen und mit Küchenpapier gut trocknen. Das Kabeljaufilet von beiden Seiten salzen und pfeffern. Fetten Sie den Boden einer Backform mit nativem Olivenöl extra ein. Das Kabeljaufilet in der Pfanne anrichten und die halbierten Kirschtomaten darauf verteilen. Mit frischem Oregano bestreuen. Im Ofen etwa 20 Minuten backen, bis der Kabeljau gar ist. Das gebackene Kabeljaufilet mit Kirschtomaten und Oregano servieren.

**Ernährungswerte:**

Kalorien: ca. 300 kcal

Protein: ca. 45 g

Fett: ca. 10 g

Kohlenhydrate: ca. 5 g

# KREUZFAHRTPHASE

## HÄHNCHENCURRY MIT GEGRILLTEM GEMÜSE

Zubereitungszeit: 25 Minuten

Kochzeit: 20 Minuten

Dosierung: 1 Person

Zutaten:

150 g Hähnchenbrust

1 Esslöffel natives Olivenöl extra

1 kleine Zwiebel

1 Knoblauchzehe

1 Teelöffel Currypulver

400 ml Kokosmilch

100 g gegrilltes Gemüse nach Geschmack (Zucchini, Paprika, Auberginen)

Gehackte frische Petersilie, Salz und Pfeffer nach Geschmack

Vorbereitung:

Die Hähnchenbrust waschen und mit Küchenpapier gut trocknen. Hähnchenbrust in Würfel schneiden. In einer beschichteten Pfanne das native Olivenöl extra erhitzen und die gehackte Zwiebel und den gehackten Knoblauch einige Minuten anbraten, bis sie weich sind. Das Currypulver dazugeben und gut vermischen. Die gewürfelte Hähnchenbrust dazugeben und unter häufigem Rühren 5 Minuten kochen lassen. Die Kokosmilch dazugeben und etwa 15 Minuten kochen lassen, bis das Hähnchen gar ist und die Soße eingedickt ist. Gegrilltes Gemüse nach Geschmack hinzufügen und vorsichtig vermischen. Das Hühnercurry mit gehackter frischer Petersilie servieren.

Ernährungswerte:

Kalorien: ca. 500 kcal, Proteine: ca. 45 g

Fett: ca. 25 g, Kohlenhydrate: ca. 5 g

# GEGRILLTER LACHS MIT ZITRUSSAUCE

**Zubereitungszeit: 15 Minuten**

**Kochzeit: 15 Minuten**

**Dosierung: 1 Person**

**Zutaten:**

**150 g Lachsfilet**

**1 Zitrone**

**1 Orange**

**1 Esslöffel Öl**

**Natives Olivenöl extra**

**Gehackte frische Petersilie**

**Salz und Pfeffer nach Geschmack**

**Vorbereitung:**

Das Lachsfilet waschen und mit Küchenpapier gut trocknen. Den Lachs von beiden Seiten salzen und pfeffern. Den Lachs auf jeder Seite etwa 10 Minuten grillen, bis er goldbraun und durchgegart ist. In der Zwischenzeit die Zitrussauce zubereiten: In einer Schüssel den Saft einer Zitrone, den Saft einer Orange, das native Olivenöl extra und die gehackte frische Petersilie vermischen. Den gegrillten Lachs mit der Zitrussauce servieren.

**Ernährungswerte:**

Kalorien: ca. 400 kcal

Protein: ca. 40 g

Fett: ca. 20 g

Kohlenhydrate: ca. 5 g

# RINDERSTEAK MIT PAPRIKA UND ZWIEBELN

**Zubereitungszeit: 20 Minuten**

**Kochzeit: 20 Minuten**

**Dosierung: 1 Person**

**Zutaten:**

**150 g Rindersteak**

**1 grüne Paprika**

**1 kleine Zwiebel**

**1 Esslöffel Öl**

**Natives Olivenöl extra**

**Frischer Rosmarin**

**Frischer Salbei**

**Salz und Pfeffer nach Geschmack**

**Vorbereitung:**

Das Rindersteak waschen und mit Küchenpapier gut trocknen. Das Steak auf beiden Seiten salzen und pfeffern. Die grüne Paprika waschen und in Scheiben schneiden. Die Zwiebel fein hacken. In einer beschichteten Pfanne das native Olivenöl extra erhitzen und die Zwiebel einige Minuten anbraten, bis sie weich wird. Fügen Sie die geschnittene Paprika hinzu und kochen Sie sie 5 Minuten lang unter häufigem Rühren. Grillen Sie das Steak etwa 5 Minuten pro Seite, bis es braun und durchgegart ist. Steak mit sautierten Paprika und Zwiebeln servieren, garniert mit frischem Rosmarin und frischem Salbei.

**Ernährungswerte:**

Kalorien: ca. 450 kcal

Protein: ca. 50 g

Fett: ca. 20 g

Kohlenhydrate: ca. 5 g

# HÄHNCHENBRUST GEFÜLLT MIT SPINAT UND DUNNEM KÄSE

Zubereitungszeit: 25 Minuten

Kochzeit: 30 Minuten

Dosierung: 1 Person

Zutaten:

150 g Hähnchenbrust

200 g Spinat

50 g Ricotta

1 Knoblauchzehe

1 Esslöffel Öl

Natives Olivenöl extra

Frischer Salbei

Salz und Pfeffer nach Geschmack

**Vorbereitung:**

**Die Hähnchenbrust waschen und mit Küchenpapier gut trocknen. Öffnen Sie mit einem scharfen Messer eine Tasche in der Hähnchenbrust. In einer Pfanne das native Olivenöl extra erhitzen und den gehackten Knoblauch eine Minute lang anbraten. Den Spinat dazugeben und unter häufigem Rühren 5 Minuten kochen lassen. Lassen Sie sie abtropfen und drücken Sie sie gut aus. In einer Schüssel Spinat, Ricotta, frischen Salbei, Salz und Pfeffer nach Geschmack vermischen. Die Hähnchenbrust mit der Spinat-Ricotta-Mischung füllen. Verschließen Sie die Hähnchenbrusttasche mit Kochgarn. Die Hähnchenbrust im Ofen bei 180 °C etwa 30 Minuten lang garen, bis sie goldbraun und gar ist. Ernährungswerte:**

**Kalorien: ca. 400 kcal**

**Protein: ca. 50 g**

**Fett: ca. 15 g**

**Kohlenhydrate: ca. 5 g**

# GEGRILLTER THUNFISCH MIT TOMATEN BASILIKUM-SAUCE

Zubereitungszeit: 15 Minuten

Kochzeit: 10 Minuten

Dosierung: 1 Person

Zutaten:

150 g frischer Thunfisch

200 g geschälte Tomaten

1/2 kleine Zwiebel

1 Knoblauchzehe

1 Esslöffel Öl

Natives Olivenöl extra

Frischer Basilikum

Salz und Pfeffer nach Geschmack

Vorbereitung:

Den frischen Thunfisch waschen und mit Küchenpapier gut trocknen. Den Thunfisch von beiden Seiten salzen und pfeffern. Den Thunfisch auf jeder Seite etwa 5 Minuten grillen, bis er goldbraun und gar ist. In der Zwischenzeit die Tomaten-Basilikum-Sauce zubereiten: In einer Pfanne das native Olivenöl extra erhitzen und die gehackten Zwiebeln und den gehackten Knoblauch einige Minuten anbraten, bis sie weich werden. Die geschälten Tomaten dazugeben und mit einer Gabel zerdrücken. Unter häufigem Rühren etwa 10 Minuten kochen lassen, bis die Sauce eingedickt ist. Nach Belieben gehacktes frisches Basilikum, Salz und Pfeffer hinzufügen. Den gegrillten Thunfisch mit der Tomaten-Basilikum-Sauce servieren. Ernährungswerte:

Kalorien: ca. 400 kcal

Protein: ca. 50 g

Fett: ca. 15 g

Kohlenhydrate: ca. 5 g

# KABELJAU IN PAPIER MIT GEMISCHTEM GEMÜSE

Zubereitungszeit: 20 Minuten

Kochzeit: 20 Minuten

Dosierung: 1 Person

Zutaten:

150 g Kabeljaufilet

200 g gemischtes Gemüse

(Zucchini, Paprika, Karotten)

1/2 kleine Zwiebel

1 Knoblauchzehe

1 Esslöffel Öl

Natives Olivenöl extra

Gehackte frische Petersilie

Salz und Pfeffer nach Geschmack

**Vorbereitung:**

Den Backofen auf 180°C vorheizen. Das Kabeljaufilet waschen und mit Küchenpapier gut trocknen. Das gemischte Gemüse waschen und in Stücke schneiden. In einer Schüssel das Gemüse mit dem nativen Olivenöl extra, Salz und Pfeffer nach Geschmack vermischen. Das Kabeljaufilet auf ein Blatt Backpapier legen. Das Gemüse rund um den Kabeljau verteilen. Verschließen Sie die Backpapiertüte. Im Ofen etwa 20 Minuten backen, bis der Kabeljau gar und das Gemüse weich ist. Den Kabeljau in Folie mit gehackter frischer Petersilie servieren.

**Ernährungswerte:**

Kalorien: ca. 350 kcal

Protein: ca. 45 g

Fett: ca. 10 g

Kohlenhydrate: ca. 5 g

# GEBACKENER TRUTHAHN MIT MEDITERRANEN GEWÜRZEN

**Zubereitungszeit: 25 Minuten**

**Kochzeit: 40 Minuten**

**Dosierung: 1 Person**

**Zutaten:**

**150g Putenbrust**

**1 Esslöffel Öl**

**Natives Olivenöl extra**

**1 Teelöffel getrockneter Oregano**

**1/2 Teelöffel getrockneter Thymian**

**1/4 Teelöffel süßer Paprika**

**Salz und Pfeffer nach Geschmack**

**Vorbereitung:**

Den Backofen auf 180°C vorheizen. Die Putenbrust waschen und mit Küchenpapier gut trocknen. In einer Schüssel das native Olivenöl extra, getrockneten Oregano, getrockneten Thymian, süßen Paprika, Salz und Pfeffer nach Geschmack vermischen. Die Gewürzmischung über die Putenbrust streuen. Die Putenbrust auf ein mit Backpapier ausgelegtes Backblech legen. Im Ofen etwa 40 Minuten backen, bis der Truthahn gebräunt und durchgegart ist.

**Ernährungswerte:**

Kalorien: ca. 350 kcal

Protein: ca. 50 g

Fett: ca. 15 g

Kohlenhydrate: ca. 0 g

# KALBS-MILANESE MIT GEMISCHTEM SALAT

**Zubereitungszeit: 20 Minuten**

**Kochzeit: 15 Minuten**

**Dosierung: 1 Person**

**Zutaten:**

**150 g Kalbfleischscheibe**

**1 Ei, Zitrone**

**Hartweizenglutenmehl**

**Semmelbrösel**

**Samenöl zum Braten**

**gemischter Salat**

**(Salat, Kirschtomaten, Gurken)**

**Natives Olivenöl extra**

**Salz und Pfeffer nach Geschmack**

**Vorbereitung:**

**Das Ei in einer flachen Schüssel verquirlen.**

Geben Sie das Hartweizenglutenmehl in eine andere flache Schüssel. In einem dritten flachen Teller die Semmelbrösel mit einer Prise Salz vermischen. Tauchen Sie die Kalbsscheibe in das Hartweizenglutenmehl, dann in das geschlagene Ei und schließlich in die Semmelbrösel. Das Pflanzenöl in einer beschichteten Pfanne erhitzen. Die Kalbsscheibe auf jeder Seite etwa 5 Minuten braten, bis sie goldbraun und gar ist. In der Zwischenzeit den gemischten Salat zubereiten: Salat waschen und trocknen, Kirschtomaten und Gurken schneiden. Den Salat mit Zitronensaft, nativem Olivenöl extra, Salz und Pfeffer abschmecken. Das Mailänder Schnitzel mit dem gemischten Salat servieren. Ernährungswerte:

Kalorien: ca. 500 kcal

Protein: ca. 50 g

Fett: ca. 30 g

Kohlenhydrate: ca. 5 g

# KONSOLIDIERUNGSPHASE

## OFENLACHSFORELLE MIT KARTOFFELN

**Zubereitungszeit: 20 Minuten**

**Kochzeit: 30 Minuten**

**Dosierung: 1 Person**

**Zutaten:**

**150 g Lachsforelle**

**200 g Kartoffeln**

**1 Esslöffel Öl**

**Natives Olivenöl extra**

**Frischer Rosmarin**

**Frischer Salbei**

**Salz und Pfeffer nach Geschmack**

**Vorbereitung:**

Den Backofen auf 180°C vorheizen. Die Lachsforelle waschen und mit Küchenpapier gut trocknen. Die Lachsforelle von beiden Seiten salzen und pfeffern. Die Kartoffeln schälen und in Scheiben schneiden. Legen Sie die Kartoffelscheiben auf ein Backblech und würzen Sie sie mit nativem Olivenöl extra, Salz und Pfeffer nach Geschmack. Die Lachsforelle auf die Kartoffeln legen. Mit frischem Rosmarin und frischem Salbei garnieren. Im Ofen etwa 30 Minuten backen, bis die Lachsforelle gar und die Kartoffeln goldbraun sind.

**Ernährungswerte:**

Kalorien: ca. 500 kcal

Protein: ca. 40 g

Fett: ca. 25 g

Kohlenhydrate: ca. 10 g

# GEMÜSE ROLLEN MIT FETA UND TOMATEN

**Zubereitungszeit: 20 Minuten**

**Kochzeit: 15 Minuten**

**Dosierung: 1 Person**

**Zutaten:**

**1 mittelgroße Zucchini**

**1 mittelgroße Aubergine**

**100 g Feta**

**5 Kirschtomaten**

**1 Esslöffel Öl**

**Natives Olivenöl extra**

**Frischer Basilikum**

**Salz und Pfeffer nach Geschmack**

**Vorbereitung:**

Zucchini und Aubergine waschen und in dünne Streifen schneiden. Die Zucchini- und Auberginenstreifen auf jeder Seite einige Minuten grillen, bis sie weich sind. Den Feta in eine Schüssel zerbröseln. Die Kirschtomaten in kleine Stücke schneiden. Feta, Kirschtomaten, natives Olivenöl extra, frisches Basilikum, Salz und Pfeffer nach Geschmack vermischen. Auf jeden Streifen gegrillter Zucchini und Aubergine einen Löffel der Feta-Kirschtomaten-Mischung geben. Die Gemüsestreifen zu Rollen formen. Die Gemüseröllchen mit Feta und Tomaten servieren. Ernährungswerte:

Kalorien: ca. 350 kcal

Protein: ca. 30 g

Fett: ca. 20 g

Kohlenhydrate: ca. 5 g

# ZITRONEN-HÄHNCHENBRUST MIT BRAUNEM REIS

Zubereitungszeit: 20 Minuten

Kochzeit: 30 Minuten

Dosierung: 1 Person

Zutaten:

150 g Hähnchenbrust

1 Zitrone

1 Esslöffel Öl

Natives Olivenöl extra

Frischer Rosmarin

Frischer Salbei

Salz und Pfeffer nach Geschmack

80 g brauner Reis

**Vorbereitung:**

Die Hähnchenbrust waschen und mit Küchenpapier gut trocknen. Die Hähnchenbrust von beiden Seiten salzen und pfeffern. In einer beschichteten Pfanne das native Olivenöl extra erhitzen und die Hähnchenbrust etwa 5 Minuten auf jeder Seite braten, bis sie goldbraun und gar ist. Bereiten Sie in der Zwischenzeit den Naturreis vor: Spülen Sie den Reis unter fließendem Wasser ab und kochen Sie ihn in kochendem Salzwasser etwa 30 Minuten lang, bis er weich ist. Servieren Sie die Zitronenhähnchenbrust mit braunem Reis, garniert mit frischem Rosmarin und frischem Salbei.

**Ernährungswerte:**

Kalorien: ca. 450 kcal

Protein: ca. 50 g

Fett: ca. 15 g

Kohlenhydrate: ca. 20 g

# PUTEN-JAKOBSMUSCHELN MIT PILZEN UND PETERSILIE

**Zubereitungszeit: 25 Minuten**

**Kochzeit: 20 Minuten**

**Dosierung: 1 Person**

**Zutaten:**

**150 g Putenscheiben**

**200 g gemischte Pilze**

**1/2 kleine Zwiebel**

**1 Knoblauchzehe**

**1 Esslöffel Öl**

**Natives Olivenöl extra**

**Gehackte frische Petersilie**

**Salz und Pfeffer nach Geschmack**

**Vorbereitung:**

Die Putenscheiben waschen und mit Küchenpapier gut trocknen. Die Putenscheiben von beiden Seiten salzen und pfeffern. In einer beschichteten Pfanne das native Olivenöl extra erhitzen und die gehackte Zwiebel und den gehackten Knoblauch einige Minuten anbraten, bis sie weich sind. Fügen Sie die gemischten Pilze hinzu und kochen Sie sie etwa 5 Minuten lang unter häufigem Rühren. Fügen Sie die Putenscheiben hinzu und braten Sie sie auf jeder Seite etwa 5 Minuten lang, bis sie goldbraun und gar sind. Die gehackte frische Petersilie dazugeben und vorsichtig vermischen. Die Putenschnitzel mit Pilzen und Petersilie servieren. Ernährungswerte:

Kalorien: ca. 400 kcal

Protein: ca. 45 g

Fett: ca. 15 g

Kohlenhydrate: ca. 5 g

# LACHS IN PAPIER GEMÜSE UND PESTO

**Zubereitungszeit: 20 Minuten**

**Kochzeit: 20 Minuten**

**Dosierung: 1 Person**

**Zutaten:**

**150 g Lachsfilet**

**200 g gemischtes Gemüse (z. B. Zucchini, Paprika, Karotten)**

**1 Esslöffel Pesto**

**1/2 kleine Zwiebel**

**1 Knoblauchzehe**

**1 Esslöffel natives Olivenöl extra**

**Gehackte frische Petersilie**

**Salz und Pfeffer nach Geschmack**

**Vorbereitung:**

Den Backofen auf 180°C vorheizen. Das Lachsfilet waschen und mit Küchenpapier gut trocknen. Das gemischte Gemüse waschen und in Stücke schneiden. In einer Schüssel das Gemüse mit dem nativen Olivenöl extra, Salz und Pfeffer nach Geschmack vermischen. Das Lachsfilet auf ein Blatt Backpapier legen. Das Gemüse rund um den Lachs anrichten. Pesto und gehackte frische Petersilie hinzufügen. Verschließen Sie die Backpapiertüte. Im Ofen etwa 20 Minuten backen, bis der Lachs gar und das Gemüse weich ist.

**Ernährungswerte:**

Kalorien: ca. 450 kcal

Protein: ca. 45 g

Fett: ca. 20 g

Kohlenhydrate: ca. 5 g

# VEGETARISCHER BURGER KICHERERBSENUND LINSEN

Zubereitungszeit: 30 Minuten

Kochzeit: 20 Minuten

Dosierung: 1 Person

Zutaten:

100 g getrocknete Kichererbsen

100 g getrocknete Linsen

1 kleine Zwiebel

1 Knoblauchzehe

1 Karotte

1 Stange Sellerie

1 Esslöffel Semmelbrösel

1/2 Teelöffel Kreuzkümmel

1/4 Teelöffel süßer Paprika

1/4 Teelöffel Kurkuma

Salz und Pfeffer nach Geschmack

Extra natives Olivenöl zum Braten

Vorbereitung:

Kichererbsen und Linsen unter fließendem Wasser abspülen und mindestens 12 Stunden einweichen. Lassen Sie sie abtropfen und spülen Sie sie erneut aus. In einem Topf Kichererbsen und Linsen in kochendem Wasser etwa 30 Minuten kochen, bis sie weich sind. In der Zwischenzeit Zwiebel, Knoblauch, Karotte und Sellerie hacken. In einer beschichteten Pfanne einen Schuss natives Olivenöl extra erhitzen und das gehackte Gemüse einige Minuten anbraten, bis es zusammenfällt. Die gekochten Kichererbsen und Linsen abgießen und mit einer Gabel zerdrücken.

Gehacktes Gemüse, Semmelbrösel, Kreuzkümmel, süßes Paprikapulver, Kurkuma, Salz und Pfeffer nach Geschmack vermengen. Mischen Sie die Mischung gut und formen Sie zwei Burger. Erhitzen Sie in einer beschichteten Pfanne einen Schuss natives Olivenöl extra und braten Sie die vegetarischen Burger etwa 5 Minuten lang auf jeder Seite, bis sie goldbraun und gar sind.

Ernährungswerte:

Kalorien: ca. 400 kcal

Protein: ca. 30 g

Fett: ca. 15 g

Kohlenhydrate: ca. 20 g

# GEGRILLTES RINDERFILET MIT GEGRILLTEM GEMÜSE

**Zubereitungszeit: 20 Minuten**

**Kochzeit: 15 Minuten**

**Dosierung: 1 Person**

**Zutaten:**

**150 g Rinderfilet**

**200 g gemischtes Gemüse (z. B. Zucchini, Paprika, Auberginen)**

**1 Esslöffel natives Olivenöl extra**

**Frischer Rosmarin**

**Frischer Salbei**

**Salz und Pfeffer nach Geschmack**

Vorbereitung:

Das Rinderfilet waschen und mit Küchenpapier gut trocknen. Das Rinderfilet von beiden Seiten salzen und pfeffern. Das gemischte Gemüse waschen und in Stücke schneiden. In einer beschichteten Pfanne das native Olivenöl extra erhitzen und das Gemüse auf jeder Seite einige Minuten grillen, bis es weich ist. Das Rinderfilet auf jeder Seite etwa 5 Minuten grillen, bis es braun und durchgegart ist. Das gegrillte Rinderfilet mit dem Grillgemüse servieren, garniert mit frischem Rosmarin und frischem Salbei.

Ernährungswerte:

Kalorien: ca. 450 kcal

Protein: ca. 50 g

Fett: ca. 20 g

Kohlenhydrate: ca. 5 g

# GEMÜSEOMELETT MIT HELLEM KÄSE

**Zubereitungszeit: 20 Minuten**

**Kochzeit: 10 Minuten**

**Dosierung: 1 Person**

**Zutaten:**

**2 Eier**

**200 g gemischtes Gemüse (z. B. Zucchini, Paprika, Zwiebeln)**

**50 g geriebener heller Käse**

**1 Esslöffel natives Olivenöl extra**

**Frischer Basilikum**

**Salz und Pfeffer nach Geschmack**

**Vorbereitung:**

Die Eier in einer Schüssel mit einer Prise Salz verquirlen. Das gemischte Gemüse waschen und in kleine Stücke schneiden. In einer beschichteten Pfanne das Olivenöl extra vergine erhitzen und das Gemüse einige Minuten anbraten, bis es zusammengefallen ist. Die geschlagenen Eier in die Pfanne geben und vorsichtig verrühren. Den geriebenen hellen Käse und das gehackte frische Basilikum hinzufügen. Kochen Sie das Omelett etwa 5 Minuten lang, bis es gar ist. Das Omelett halbieren und heiß servieren.

**Ernährungswerte:**

**Kalorien: ca. 350 kcal**

**Protein: ca. 30 g**

**Fett: ca. 15 g**

**Kohlenhydrate: ca. 5 g**

# STABILISIERUNGSPHASE

## SEEBARSCH IN SAISONALEM GEMÜSE

**Zubereitungszeit: 30 Minuten**

**Kochzeit: 45 Minuten**

**Dosierung: 1 Person**

**Zutaten:**

1 ganzer Wolfsbarsch mit einem Gewicht von ca. 500 g

1 kg grobes Salz

200 g Gemüse der Saison (z. B.

Tomaten, Zucchini, Kartoffeln)

1 Esslöffel natives Olivenöl extra

Gehackte frische Petersilie

Salz und Pfeffer nach Geschmack

**Vorbereitung:**

Den Backofen auf 200°C vorheizen. Den Wolfsbarsch waschen und mit Küchenpapier gut trocknen. In eine Backform eine Schicht grobes Salz geben. Legen Sie den Wolfsbarsch auf das Salzbett. Verteilen Sie das Gemüse der Saison rund um den Wolfsbarsch. Den Wolfsbarsch mit einer weiteren Schicht grobem Salz bedecken und die Ränder gut verschließen. Im Ofen etwa 45 Minuten backen. Die Pfanne aus dem Ofen nehmen und einige Minuten ruhen lassen. Brechen Sie die Salzkruste mit einem Löffel auf und entfernen Sie den Wolfsbarsch. Entfernen Sie die Haut und die Flossen des Wolfsbarsches. Das Wolfsbarschfleisch mit einer Gabel zerteilen. Den Wolfsbarsch mit einem Schuss nativem Olivenöl extra, gehackter frischer Petersilie, Salz und Pfeffer abschmecken. Den gesalzenen Wolfsbarsch mit Gemüse der Saison servieren. Ernährungswerte:

Kalorien: ca. 500 kcal, Proteine: ca. 60 g

Fett: ca. 15 g, Kohlenhydrate: ca. 5 g

# HÄHNHNER-SCALOPPINEN MIT PILZEN UND KARTOFFELPÜREE

**Zubereitungszeit: 30 Minuten**

**Kochzeit: 20 Minuten**

**Dosierung: 1 Person**

**Zutaten:**

**150 g Hähnchenbrustscheiben**

**200 g gemischte Pilze**

**1/2 kleine Zwiebel**

**1 Knoblauchzehe**

**1 Esslöffel natives Olivenöl extra**

**Gehackte frische Petersilie**

**Salz und Pfeffer nach Geschmack**

**200 g Kartoffeln**

**Magermilch nach Geschmack**

**Vorbereitung:**

Die Hähnchenbrustscheiben waschen und mit Küchenpapier gut trocknen. Die Hähnchenbrustscheiben von beiden Seiten salzen und pfeffern. In einer beschichteten Pfanne das native Olivenöl extra erhitzen und die gehackte Zwiebel und den gehackten Knoblauch einige Minuten anbraten, bis sie weich sind. Fügen Sie die gemischten Pilze hinzu und kochen Sie sie etwa 5 Minuten lang unter häufigem Rühren. Fügen Sie die Hähnchenbrustscheiben hinzu und braten Sie sie etwa 5 Minuten lang auf jeder Seite, bis sie goldbraun und gar sind. Bereiten Sie in der Zwischenzeit das Kartoffelpüree vor: Schälen Sie die Kartoffeln und schneiden Sie sie in Stücke.

Die Kartoffeln in kochendem Salzwasser
etwa 15 Minuten kochen, bis sie weich sind.
Die Kartoffeln mit einer Gabel zerdrücken
und etwas Magermilch hinzufügen, bis eine
cremige Masse entsteht. Servieren Sie die
Hähnchenschnitzel mit Pilzen und dem
Kartoffelpüree, garniert mit gehackter
frischer Petersilie. Ernährungswerte:

Kalorien: ca. 550 kcal

Protein: ca. 50 g

Fett: ca. 20 g

Kohlenhydrate: ca. 30 g

# PUTENBURGER MIT RADBROT UND GEGRILLTEM GEMÜSE

Zubereitungszeit: 25 Minuten

Kochzeit: 20 Minuten

Dosierung: 1 Person

Zutaten:

150 g gehackter Truthahn

1 Vollkornsandwich

1/2 kleine Zwiebel

1 Tomate

1 Zucchini

1 Aubergine

1 Esslöffel natives Olivenöl extra

Gehackte frische Petersilie

Salz und Pfeffer nach Geschmack

Vorbereitung:

Zucchini und Aubergine waschen und in

Scheiben schneiden. Die Zucchini- und Auberginenscheiben auf jeder Seite einige Minuten grillen, bis sie weich sind. In einer beschichteten Pfanne das native Olivenöl extra erhitzen und die gehackte Zwiebel einige Minuten anbraten, bis sie weich wird. Fügen Sie das Putenhackfleisch hinzu und kochen Sie es, indem Sie es etwa 5 Minuten lang mit einem Holzlöffel zerbröseln, bis es gebräunt ist. Die Putenmischung salzen und pfeffern. Das Vollkornsandwich erhitzen. Den Hamburger zusammenstellen: Etwas gehackte frische Petersilie auf dem Vollkornbrötchen verteilen, die Putenmischung, die Tomatenscheiben und die gegrillten Zucchini- und Auberginenscheiben hinzufügen. Schließen Sie das Sandwich und servieren Sie den Truthahnburger mit gegrilltem Gemüse. Ernährungswerte:

Kalorien: ca. 450 kcal, Protein: ca. 40 g

Fett: ca. 15 g, Kohlenhydrate: ca. 20 g

# LACHSFILET MIT PISTAZIENKRUSTE MIT GANZEM-COUSCOUS

**Zubereitungszeit: 30 Minuten**

**Kochzeit: 25 Minuten**

**Dosierung: 1 Person**

**Zutaten:**

**150 g Lachsfilet**

**50 g gehackte Pistazien**

**2 Esslöffel Semmelbrösel**

**1 Esslöffel natives Olivenöl extra**

**Gehackte frische Petersilie**

**Salz und Pfeffer nach Geschmack**

**80 g Vollkorn-Couscous**

**Gemüsebrühe nach Geschmack**

**Vorbereitung:**

**Den Backofen auf 200°C vorheizen.**

Das Lachsfilet waschen und mit Küchenpapier gut trocknen. In einer Schüssel die gehackten Pistazien, Semmelbrösel, natives Olivenöl extra, gehackte frische Petersilie, Salz und Pfeffer nach Geschmack vermischen. Die Pistazienmischung auf dem Lachsfilet verteilen. Das Lachsfilet mit Pistazienkruste auf einem mit Backpapier ausgelegten Backblech anrichten. Im Ofen etwa 20 Minuten backen, bis der Lachs gar ist und die Kruste goldbraun ist. In der Zwischenzeit das Vollkorn-Couscous zubereiten: Die Gemüsebrühe in einem Topf aufkochen. Vom Herd nehmen und das Vollkorn-Couscous hinzufügen. Decken Sie die Pfanne mit einem Tuch ab und lassen Sie sie etwa 5 Minuten ruhen. Den ganzen Couscous mit einer Gabel auflockern. Das Lachsfilet in der Pistazienkruste mit dem Vollkorn-Couscous servieren.
Ernährungswerte:

Kalorien: ca. 500 kcal, Proteine: ca. 45 g

Fett: ca. 20 g, Kohlenhydrate: ca. 30 g

# RINDERSTEAK MIT GEGRILLTEN PAPRIKA

**Zubereitungszeit: 20 Minuten**

**Kochzeit: 20 Minuten**

**Dosierung: 1 Person**

**Zutaten:**

**150 g Rindersteak**

**2 Paprika**

**1 Esslöffel Öl**

**Natives Olivenöl extra**

**Frischer Rosmarin**

**Frischer Salbei**

**Salz und Pfeffer nach Geschmack**

**Vorbereitung:**

Das Rindersteak waschen und mit Küchenpapier gut trocknen. Das Rindersteak von beiden Seiten salzen und pfeffern. Die Paprika waschen und in Scheiben schneiden. Das Lendensteak auf jeder Seite etwa 5 Minuten grillen, bis es gar ist. Die Paprika etwa 10 Minuten grillen, bis sie weich sind. Servieren Sie das Lendensteak mit den gegrillten Paprikaschoten, garniert mit frischem Rosmarin und frischem Salbei.

**Ernährungswerte:**

Kalorien: ca. 450 kcal

Protein: ca. 50 g

Fett: ca. 20 g

Kohlenhydrate: ca. 5 g

# AUBERGINENRÖLLCHEN MIT GEMÜSE UND HELLEM KÄSE

**Zubereitungszeit: 30 Minuten**

**Kochzeit: 20 Minuten**

**Dosierung: 1 Person**

**Zutaten:**

**1 Aubergine**

**100 g Zucchini**

**50 g geriebener heller Käse**

**1 Esslöffel Öl**

**Natives Olivenöl extra**

**Frischer Basilikum**

**Salz und Pfeffer nach Geschmack**

**Vorbereitung:**

Die Aubergine waschen und in dünne Scheiben schneiden. Die Auberginenscheiben auf jeder Seite einige Minuten grillen, bis sie weich sind. Die Zucchini waschen und in Streifen schneiden. In einer beschichteten Pfanne das native Olivenöl extra erhitzen und die Zucchini einige Minuten braten, bis sie weich sind. Den geriebenen hellen Käse und das gehackte frische Basilikum dazugeben und gut vermischen. Auf jede gegrillte Auberginenscheibe einen Löffel der Zucchini-Käse-Mischung geben. Die Auberginenscheiben zu Rollen formen. Die Auberginenröllchen mit Gemüse und hellem Käse servieren. Ernährungswerte:

Kalorien: ca. 350 kcal, Protein: ca. 30 g

Fett: ca. 15 g, Kohlenhydrate: ca. 5 g

# RINDFLEISCHSCHEIBEN MIT GEMISCHTEM SALAT UND GEWÜRZTEN TOMATEN

Zubereitungszeit: 20 Minuten

Kochzeit: 15 Minuten

Dosierung: 1 Person

Zutaten:

200 g geschnittenes Rindfleisch

100 g gemischter Salat

(Salat, Rucola, Baldrian)

10 Kirschtomaten

1 Esslöffel natives Olivenöl extra

Balsamico-Essig nach Geschmack

Salz und Pfeffer nach Geschmack

**Vorbereitung:**

Grillen Sie das Steak etwa 5 Minuten pro Seite, bis es Ihren Wünschen entspricht. Den gemischten Salat waschen und in Stücke schneiden. Die Kirschtomaten waschen und halbieren. Den gemischten Salat in einer Schüssel mit nativem Olivenöl extra, Balsamico-Essig, Salz und Pfeffer abschmecken. Den gemischten Salat auf einem Servierteller anrichten. Das Rindersteak in Scheiben schneiden und über dem Salat anrichten. Mit den gewürzten Kirschtomaten dekorieren.

**Ernährungswerte:**

Kalorien: ca. 500 kcal

Protein: ca. 60 g

Fett: ca. 20 g

Kohlenhydrate: ca. 5 g

# SCHWERTFISCH MIT ZITRONE MIT BULGUR UND GEMÜSE

**Zubereitungszeit: 30 Minuten**

**Kochzeit: 20 Minuten**

**Dosierung: 1 Person**

**Zutaten:**

**200 g Schwertfisch**

**80 g Bulgur**

**100 g gemischtes Gemüse (z. B. Zucchini, Paprika, Zwiebeln)**

**1 Esslöffel natives Olivenöl extra**

**Saft von 1 Zitrone**

**Gehackte frische Petersilie**

**Salz und Pfeffer nach Geschmack**

**Vorbereitung:**

Den Bulgur in kochendem Salzwasser etwa 15 Minuten kochen, bis er weich ist. Den Schwertfisch waschen und in Scheiben schneiden. Das gemischte Gemüse waschen und in kleine Stücke schneiden. In einer beschichteten Pfanne das Olivenöl extra vergine erhitzen und das Gemüse einige Minuten anbraten, bis es zusammengefallen ist. Fügen Sie die Schwertfischsteaks hinzu und braten Sie sie auf jeder Seite etwa 5 Minuten lang, bis sie gar sind. Den Zitronensaft hinzufügen und eine weitere Minute kochen lassen. Den Bulgur abgießen und zum Gemüse und Schwertfisch geben. Mit gehackter frischer Petersilie, Salz und Pfeffer abschmecken. Ernährungswerte:

Kalorien: ca. 450 kcal

Protein: ca. 50 g

Fett: ca. 15 g

Kohlenhydrate: ca. 20 g

# NEBENREZEPTE

# ANGRIFFSPHASE

## GURKEN-TOMATEN-SALAT MIT APFELESSIG UND AROMATISCHEN KRÄUTERN

**Zubereitungszeit: 15 Minuten**

**Kochzeit:**

**Dosierung: 1 Person**

**Zutaten:**

**1 mittelgroße Gurke**

**1 mittelgroße Tomate**

**1 Esslöffel natives Olivenöl extra**

**1 Esslöffel Apfelessig**

**1/2 Teelöffel getrockneter Oregano**

**1/4 Teelöffel getrockneter Thymian**

**Salz und Pfeffer nach Geschmack**

**Vorbereitung:**

Gurke und Tomate waschen. Die Gurke in dünne Scheiben und die Tomate in Würfel schneiden. In einer Schüssel Gurke, Tomate, natives Olivenöl extra, Apfelessig, getrockneten Oregano, getrockneten Thymian, Salz und Pfeffer nach Geschmack vermischen. Den frischen Gurken-Tomaten-Salat servieren.

**Ernährungswerte:**

Kalorien: ca. 150 kcal

Protein: ca. 2 g

Fett: ca. 10 g

Kohlenhydrate: ca. 5 g

# GEGRILLTER SPARGEL MIT OLIVENÖL UND SCHWARZEM PFEFFER

**Zubereitungszeit: 10 Minuten**

**Kochzeit: 10 Minuten**

**Dosierung: 1 Person**

**Zutaten:**

**150 g Spargel**

**1 Esslöffel Öl**

**Natives Olivenöl extra**

**Schwarzer Pfeffer nach Geschmack**

**Vorbereitung:**

Den Spargel waschen und das harte Ende abschneiden. Den Spargel unter häufigem Wenden etwa 10 Minuten grillen, bis er weich ist. Den gegrillten Spargel mit nativem Olivenöl extra und schwarzem Pfeffer abschmecken. Den gegrillten Spargel heiß servieren.

**Ernährungswerte:**

Kalorien: ca. 100 kcal

Protein: ca. 3 g

Fett: ca. 8 g

Kohlenhydrate: ca. 3 g

# SAUTIERTE CHAMPIGNON-PILZE MIT KNOBLAUCH UND PETERSILIE

**Zubereitungszeit: 15 Minuten**

**Kochzeit: 10 Minuten**

**Dosierung: 1 Person**

**Zutaten:**

**200 g Champignons**

**1 Knoblauchzehe**

**1 Esslöffel Öl**

**Natives Olivenöl extra**

**Gehackte frische Petersilie**

**Salz und Pfeffer nach Geschmack**

**Vorbereitung:**

Die Champignons waschen und in Scheiben schneiden. In einer beschichteten Pfanne das native Olivenöl extra erhitzen und den gehackten Knoblauch eine Minute lang anbraten. Die Champignons dazugeben und etwa 10 Minuten unter häufigem Rühren kochen, bis sie weich sind. Die sautierten Champignons mit gehackter frischer Petersilie, Salz und Pfeffer abschmecken. Die sautierten Champignons heiß servieren.

**Ernährungswerte:**

Kalorien: ca. 150 kcal

Protein: ca. 3 g

Fett: ca. 10 g

Kohlenhydrate: ca. 5 g

# KREUZFAHRTPHASE

## GEGRILLTE ZUCCHINI MIT PAPRIKA UND ZWIEBELN

Zubereitungszeit: 20 Minuten

Kochzeit: 20 Minuten

Dosierung: 1 Person

Zutaten:

1 mittelgroße Zucchini

1/2 Paprika

1/2 Zwiebel

1 Esslöffel Öl

Natives Olivenöl extra

Getrockneter Oregano nach Geschmack

Salz und Pfeffer nach Geschmack

**Vorbereitung:**

Zucchini, Paprika und Zwiebel waschen. Die Zucchini in Scheiben, die Paprika in Streifen und die Zwiebel in Ringe schneiden. Das Gemüse auf jeder Seite etwa 10 Minuten grillen, bis es weich ist. Das gegrillte Gemüse mit nativem Olivenöl extra, getrocknetem Oregano, Salz und Pfeffer abschmecken. Das gegrillte Gemüse heiß servieren.

**Ernährungswerte:**

**Kalorien: ca. 150 kcal**

**Protein: ca. 2 g**

**Fett: ca. 10 g**

**Kohlenhydrate: ca. 5 g**

# GEBACKENE AUBERGINEN MIT TOMATEN BASILIKUMSAUCE

**Zubereitungszeit: 30 Minuten**

**Kochzeit: 30 Minuten**

**Dosierung: 1 Person**

**Zutaten:**

1 mittelgroße Aubergine

200 g Tomatensauce

Frischer Basilikum

Extra natives Olivenöl nach Geschmack

Salz und Pfeffer nach Geschmack

Vorbereitung:

Den Backofen auf 180°C vorheizen. Die Aubergine waschen und in Scheiben schneiden. Die Auberginenscheiben auf einem mit Backpapier ausgelegten Backblech anrichten. Die Auberginen mit nativem Olivenöl extra, Salz und Pfeffer abschmecken. Die Tomatensauce über die Auberginen gießen. Im Ofen etwa 30 Minuten backen, bis die Auberginen weich sind. Mit frischen Basilikumblättern garnieren. Servieren Sie die gebackenen Auberginen mit heißer Tomaten-Basilikum-Sauce.

Ernährungswerte:

Kalorien: ca. 250 kcal

Protein: ca. 8 g

Fett: ca. 15 g

Kohlenhydrate: ca. 10 g

# GEMISCHTER SALAT MIT CHICORE SALAT, RUCOLA UND GERIEBENEN KAROTTEN

**Zubereitungszeit: 10 Minuten**

**Kochzeit:**

**Dosierung: 1 Person**

**Zutaten:**

**50 g Radicchio**

**50 g Salat**

**30 g Rucola**

**1 mittelgroße Karotte**

**1 Esslöffel Öl**

**Natives Olivenöl extra**

**Zitronensaft nach Geschmack**

**Salz und Pfeffer nach Geschmack**

**Vorbereitung:**

Radicchio, Salat und Rucola waschen. Den Radicchio in Streifen und den Salat in Blätter schneiden. Reiben Sie die Karotte. In einer Schüssel Radicchio, Salat, Rucola, geriebene Karotte, natives Olivenöl extra, Zitronensaft, Salz und Pfeffer nach Geschmack vermischen. Zu dem Grillgemüse können Sie noch weiteres Gemüse Ihrer Wahl hinzufügen, zum Beispiel Tomaten oder Pilze.

Den frischen gemischten Salat servieren.

**Ernährungswerte:**

Kalorien: ca. 100 kcal

Protein: ca. 3 g

Fett: ca. 5 g

Kohlenhydrate: ca. 5 g

## KALTER QUINOA MIT PAPRIKA, TOMATEN UND SCHWARZEN OLIVEN

**Zubereitungszeit: 20 Minuten**

**Kochzeit: 15 Minuten**

**Dosierung: 1 Person**

**Zutaten:**

**80 g Quinoa**

**1/2 Paprika**

**10 Kirschtomaten**

**10 schwarze Oliven**

**1 Esslöffel Öl**

**Natives Olivenöl extra**

**Getrockneter Oregano**

**nach Geschmack**

**Salz und Pfeffer nach Geschmack**

Vorbereitung:

Den Quinoa in kochendem Salzwasser etwa 15 Minuten kochen, bis er gar ist. Die Paprika waschen und in kleine Stücke schneiden. Die Kirschtomaten waschen und halbieren. Den Quinoa abtropfen lassen und mit nativem Olivenöl extra, Salz und Pfeffer abschmecken. Paprika, Kirschtomaten und schwarze Oliven zum Quinoa geben. Gut vermischen und vor dem Servieren mindestens 30 Minuten im Kühlschrank ruhen lassen.

Ernährungswerte:

Kalorien: ca. 350 kcal

Protein: ca. 15 g

Fett: ca. 15 g

Kohlenhydrate: ca. 30 g

# GEBACKENE SÜSSKARTOFFELN MIT ROSMARIN UND KNOBLAUCH

**Zubereitungszeit: 15 Minuten**

**Kochzeit: 45 Minuten**

**Dosierung: 1 Person**

**Zutaten:**

**1 mittelgroße Süßkartoffel**

**1 Knoblauchzehe**

**1 Zweig Rosmarin**

**1 Esslöffel Öl**

**Natives Olivenöl extra**

**Salz und Pfeffer nach Geschmack**

Vorbereitung:

Den Backofen auf 200°C vorheizen. Die Süßkartoffel waschen und schälen. Die Süßkartoffel in etwa 1 cm dicke Scheiben schneiden. Die Süßkartoffelscheiben auf einem mit Backpapier ausgelegten Backblech anrichten. Die Süßkartoffeln mit nativem Olivenöl extra, Salz und Pfeffer abschmecken. Den gehackten Knoblauch und den Rosmarinzweig hinzufügen. Etwa 45 Minuten backen, bis die Süßkartoffeln weich sind.

Ernährungswerte:

Kalorien: ca. 200 kcal

Protein: ca. 2 g

Fett: ca. 10 g

Kohlenhydrate: ca. 30 g

# ZUCCHINI-FLAN MIT RICOTTA UND EIERN

**Zubereitungszeit: 20 Minuten**

**Kochzeit: 30 Minuten**

**Dosierung: 1 Person**

**Zutaten:**

**200 g Zucchini**

**100 g Ricotta**

**2 Eier**

**2 Esslöffel**

**geriebener Parmesankäse**

**Salz und Pfeffer nach Geschmack**

**Vorbereitung:**

Zucchini waschen und reiben. In einer Schüssel geriebene Zucchini, Ricotta, Eier, geriebenen Parmesan, Salz und Pfeffer nach Geschmack vermischen. Die Masse auf ein mit Backpapier ausgelegtes Backblech gießen. Im Ofen bei 180 °C etwa 30 Minuten backen, bis der Flan goldbraun ist. Sie können dem kalten Quinoa weitere Zutaten Ihrer Wahl hinzufügen, beispielsweise Feta, Mais oder Kichererbsen. Für gebackene Süßkartoffeln können Sie auch eine andere Kräutersorte verwenden, beispielsweise Thymian oder Salbei. Wenn Sie möchten, können Sie den Zucchini-Flan in einer Pfanne bei schwacher Hitze etwa 20 Minuten lang kochen.

**Kalorien: ca. 250 kcal**

**Protein: ca. 20 g**

**Fett: ca. 15 g**

**Kohlenhydrate: ca. 5 g**

# STABILISIERUNGSPHASE

## GANZES COUSCOUS MIT GEGRILLTEM GEMÜSE UND FRISCHER MINZE

Zubereitungszeit: 20 Minuten

Kochzeit: 10 Minuten

Dosierung: 1 Person

Zutaten:

80 g Vollkorn-Couscous

1 mittelgroße Zucchini

1/2 Paprika

1 rote Zwiebel

1 Esslöffel Öl

Natives Olivenöl extra

Frische Minze nach Geschmack

Salz und Pfeffer nach Geschmack

**Vorbereitung:**

Den Vollkorn-Couscous in kochendem Salzwasser etwa 10 Minuten kochen, bis er gar ist. Zucchini, Paprika und rote Zwiebel waschen. Die Zucchini in Scheiben, die Paprika in Streifen und die Zwiebel in Ringe schneiden. Das Gemüse auf jeder Seite etwa 10 Minuten grillen, bis es weich ist. Den Vollkorn-Couscous abtropfen lassen und mit nativem Olivenöl extra, Salz und Pfeffer abschmecken. Das gegrillte Gemüse zum Couscous geben und gut vermischen. Mit frischen Minzblättern garnieren. Servieren Sie Vollkorn-Couscous mit gegrilltem Gemüse und warmer frischer Minze.

**Ernährungswerte:**

**Kalorien: ca. 350 kcal**

**Protein: ca. 15 g**

**Fett: ca. 15 g**

**Kohlenhydrate: ca. 30 g**

# GEBACKENE KARTOFFE MIT ROSMARIN UND KNOBLAUCH

**Zubereitungszeit: 15 Minuten**

**Kochzeit: 45 Minuten**

**Dosierung: 1 Person**

**Zutaten:**

1 mittelgroße Kartoffel

1 Knoblauchzehe

1 Zweig Rosmarin

1 Esslöffel Öl

Natives Olivenöl extra

Salz und Pfeffer nach Geschmack

Vorbereitung:

Den Backofen auf 200°C vorheizen. Die Kartoffel waschen und schälen. Die Kartoffel in etwa 1 cm dicke Scheiben schneiden. Die Kartoffelscheiben auf einem mit Backpapier ausgelegten Backblech anrichten. Die Kartoffeln mit nativem Olivenöl extra, Salz und Pfeffer abschmecken. Den gehackten Knoblauch und den Rosmarinzweig hinzufügen. Im Ofen etwa 45 Minuten backen, bis die Kartoffeln weich sind.

Ernährungswerte:

Kalorien: ca. 200 kcal

Protein: ca. 2 g

Fett: ca. 10 g

Kohlenhydrate: ca. 30 g

# GEMISCHTES GEMÜSEOMELETT MIT SPINAT, TOMATEN UND ZUCCHINI

**Zubereitungszeit: 20 Minuten**

**Kochzeit: 15 Minuten**

**Dosierung: 1 Person**

**Zutaten:**

**2 Eier**

**50 g Spinat**

**5 Kirschtomaten**

**1/2 Zucchini**

**1 Esslöffel Öl**

**Natives Olivenöl extra**

**Salz und Pfeffer nach Geschmack**

**Vorbereitung:**

Spinat, Kirschtomaten und Zucchini waschen. Die gehackten Zucchini in einer beschichteten Pfanne mit einem Löffel nativem Olivenöl extra einige Minuten anbraten. Den Spinat hinzufügen und eine weitere Minute kochen, bis er zusammenfällt. Die halbierten Kirschtomaten dazugeben und eine Minute kochen lassen. In einer Schüssel die Eier mit einer Prise Salz und Pfeffer verquirlen. Die Eiermischung mit dem Gemüse in die Pfanne geben und bei schwacher Hitze etwa 10 Minuten kochen lassen, bis das Omelett gar ist. Das Omelett halbieren und heiß servieren.

**Ernährungswerte:**

Kalorien: ca. 250 kcal

Protein: ca. 20 g

Fett: ca. 15 g

Kohlenhydrate: ca. 5 g

# ABSCHLUSS

Zum Abschluss unserer gemeinsamen Reise durch die Dukan-Diät 2024 hoffe ich aufrichtig, dass Sie Inspiration, Motivation und vor allem greifbare Ergebnisse auf Ihrem Weg zu Wohlbefinden und Ihrem Wunschgewicht gefunden haben. Ich lade Sie herzlich ein, Ihre Erfahrungen und Ihr Feedback dazu zu teilen dieses Buch. Rezensionen sind von entscheidender Bedeutung, um anderen Lesern dabei zu helfen, den Wert dieses Programms zu erkennen, und um die Arbeit des Autors zu unterstützen. Wenn Ihnen das Buch gefallen hat und es einen positiven Einfluss auf Ihr Leben hatte, wäre ich äußerst dankbar, wenn Sie sich ein paar Minuten Zeit nehmen könnten, um eine Rezension zu hinterlassen. Ihre Meinung ist wichtig und kann einen Unterschied für diejenigen machen, die zuverlässige Beratung auf ihrem Weg zu Gesundheit und Wohlbefinden suchen.

**Vielen Dank, dass Sie diesen Seiten Ihre Zeit und Aufmerksamkeit widmen und ein aufrichtiges Interesse daran zeigen, Ihre Gesundheit zu verstehen und zu verbessern. Ihre Worte könnten ein Leitfaden für andere Wellness-Suchende sein, die diesen Weg einschlagen. Ich danke Ihnen zutiefst, dass Sie sich für die Dukan-Diät 2024 entschieden haben. Vielen Dank, dass Sie sich entschieden haben, mich auf dieser Reise zu begleiten und in Ihre Gesundheit und Ihr Wohlbefinden zu investieren. Ich wünsche Ihnen viel Erfolg und Glück auf Ihrem weiteren Weg. Mit Dankbarkeit,**

## TERY LONG